Bibliothèque médicale
CHARCOT-DEBOVE

Drs Albert ROBIN

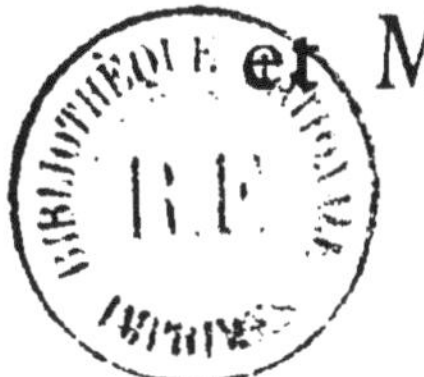

et M. NICOLLE

De la rupture
du cœur

RUEFF et Cie, ÉDITEURS

106, Boulevard Saint-Germain, PARIS

BIBLIOTHÈQUE MÉDICALE

FONDÉE PAR MM.

J.-M. CHARCOT   et   G.-M. DEBOVE

DIRIGÉE PAR M.

G.-M. DEBOVE

Membre de l'Académie de médecine,
Professeur à la Faculté de Médecine de Paris,
Médecin de l'hôpital Andral.

BIBLIOTHÈQUE MÉDICALE CHARCOT-DEBOVE

Reliure amateur tête dorée, le vol. **3 fr. 50**

VOLUMES PARUS DANS LA COLLECTION

V. Hanot. LA CIRRHOSE HYPERTROPHIQUE AVEC ICTÈRE CHRONIQUE.

G.-M. Debove et Courtois-Suffit. TRAITEMENT DES PLEURÉSIES PURULENTES.

J. Comby. LE RACHITISME.

Ch. Talamon. APPENDICITE ET PÉRITYPHLITE.

G.-M. Debove et Rémond (de Metz). LAVAGE DE L'ESTOMAC.

J. Seglas. DES TROUBLES DU LANGAGE CHEZ LES ALIÉNÉS.

A. Sallard. LES AMYGDALITES AIGUÉS.

L. Dreyfus-Brissac et I. Bruhl. PHTISIE AIGUÉ.

P. Sollier. LES TROUBLES DE LA MÉMOIRE.

De Sinety. DE LA STÉRILITÉ CHEZ LA FEMME ET DE SON TRAITEMENT.

G.-L. Debove et J. Renault. ULCÈRE DE L'ESTOMAC.

G. Daremberg. TRAITEMENT DE LA PHTISIE PULMONAIRE. 2 vol.

Ch. Luzet. LA CHLOROSE.

E. Mosny. BRONCHO-PNEUMONIE.

A. Mathieu. NEURASTHÉNIE.

N. Gamaleïa. LES POISONS BACTÉRIENS.

H. Bourges. LA DIPHTÉRIE.

Paul Blocq. LES TROUBLES DE LA MARCHE DANS LES MALADIES NERVEUSES.

P. Yvon. NOTIONS DE PHARMACIE NÉCESSAIRES AU MÉDECIN. 2 vol.

L. Galliard. LE PNEUMOTHORAX.

E. Trouessart. LA THÉRAPEUTIQUE ANTISEPTIQUE.

Juhel-Rénoy. TRAITEMENT DE LA FIÈVRE TYPHOÏDE.

J. Gasser. LES CAUSES DE LA FIÈVRE TYPHOÏDE.

G. Patein. LES PURGATIFS.

A. Auvard et E. Caubet. ANESTHÉSIE CHIRURGICALE ET OBSTÉTRICALE.

L. Catrin. LE PALUDISME CHRONIQUE.

Labadie-Lagrave. PATHOGÉNIE ET TRAITEMENT DES NÉPHRITES ET DU MAL DE BRIGHT.

E. Ozenne. LES HÉMORROÏDES.

Pierre Janet. ÉTAT MENTAL DES HYSTÉRIQUES. — LES STIGMATES MENTAUX.

H. Luc. LES NÉVROPATHIES LARYNGÉES.

R. du Castel. TUBERCULOSES CUTANÉES.

J. Comby. LES OREILLONS.

Chambard. LES MORPHINOMANES.

J. Arnould. LA DÉSINFECTION PUBLIQUE.

Achalme. ÉRYSIPÈLE.

P. Boulloche. LES ANGINES A FAUSSES MEMBRANES.

E. Lecorché. TRAITEMENT DU DIABÈTE SUCRÉ.

Barbier. LA ROUGEOLE.

M. Boulay. PNEUMONIE LOBAIRE AIGUÉ. 2 vol.

A. Sallard. HYPERTROPHIE DES AMYGDALES.

Richardière. LA COQUELUCHE.

G. André. HYPERTROPHIE DU CŒUR.

E. Barié. BRUITS DE SOUFFLE ET BRUITS DE GALOP.

L. Galliard. LE CHOLÉRA.

Polin et Labit. Hygiène alimentaire.
Boiffin. Tumeurs fibreuses de l'utérus.
E. Rondot. Le Régime lacté.
Pierre Janet. Etat mental des hystériques. Les Accidents mentaux.
Ménard. Coxalgie tuberculeuse.
F. Verchère. La Blennorrhagie chez la femme. 2 vol.
P. Legueu. Chirurgie du rein et de l'uretère.
P. de Molènes. Traitement des affections de la peau. 2 vol.
Ch. Monod et J. Jayle. Cancer du sein.
P. Mauclaire. Ostéomyélites de la croissance.
Blache. Clinique et thérapeutique infantiles. 2 vol.
A. Reverdin (de Genève). Antisepsie et Asepsie chirurgicales.
Louis Beurnier. Les Varices.
G. André. L'Insuffisance mitrale.
Guermonprez (de Lille) et Bécue (de Cassel). Actinomycose.
P. Bonnier. Vertige.
De Grandmaison. La Variole.
A. Courtade. Anatomie, physiologie et séméiologie de l'oreille.
J. Duplaix. Des Anévrysmes.
Ferrand. Le Langage, la Parole et les Aphasies.
Paul Rodet et C. Paul. Traitement du lymphatisme.
H. Gillet. Rythmes des bruits du cœur (physiologie et pathologie).
Lecorché. Traitement de la goutte.
J. Arnould. La Stérilisation alimentaire.
Legrain. Microscopie clinique.
A. Martha. Des Endocardites aiguës.
J. Comby. Empyème pulsatile.
L. Poisson. Adénopathies tuberculeuses.
E. Périer. Hygiène alimentaire des enfants.
Laveran et R. Blanchard. Des Hématozoaires chez l'homme et les animaux
   2 volumes.
Pierre Achalme. Immunité dans les maladies infectieuses.
Magnan et Legrain. Les Dégénérés.
M. Bureau. Les Aortites.
J.-M. Charcot et A. Pitres. Les Centres moteurs corticaux chez l'homme.
E. Valude. Les Ophtalmies du nouveau-né.
G. Martin. Myopie. Hyperopie. Astigmatisme.
Achalme. La Sérothérapie.
Du Castel. Chancres génitaux et extra-génitaux.
A. Robin et M. Nicolle. Rupture du cœur.

POUR PARAITRE PROCHAINEMENT

Mauclaire et de Bovis. Des Angiomes.
Despréaux. Emphysème pulmonaire.
J. Garel. Rhinoscopie.
Denucé. Le Mal de Pott.
Legry. Les Cirrhoses alcooliques du foie.
Moure. Coryzas atrophique et hypertrophique.
Cahier. Des Occlusions aiguës de l'intestin.
Vigneron. Tuberculose urinaire.

DE LA

RUPTURE DU COEUR

PAR

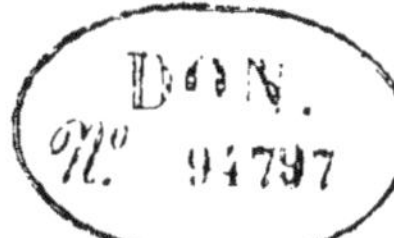

ALBERT ROBIN et M. NICOLLE

AVEC 11 FIGURES DANS LE TEXTE
ET 2 PLANCHES EN COULEURS

PARIS

RUEFF ET Cie, EDITEURS

106, BOULEVARD SAINT-GERMAIN, 106

1895

Tous droits réservés

INTRODUCTION

Bien qu'il ait déjà paru sur la rupture du cœur un nombre assez considérable de travaux, il ne se dégage pas de leur ensemble une formule précise, une notion assez indiscutable pour être admise comme classique.

La cause en réside principalement, croyons-nous, dans l'absence d'examens histologiques complets; nous avons donc dirigé nos recherches surtout de ce côté, toutes les fois que l'occasion s'en est présentée.

Nos observations se sont ainsi accumulées peu à peu, et aujourd'hui leur quantité nous autorise à aborder à notre tour l'étude de la cardiorrhexie, à l'aide de documents originaux.

De prime abord, le sujet peut paraître de trop mince importance pour légitimer une monographie spéciale. La rupture du cœur passe, en effet, pour un accident d'une extrême rareté. Cependant, nous croyons pouvoir assurer que cette rareté est plus apparente que réelle, puisque l'un de nous, M. Albert Robin, a pu en observer huit cas en quatre années, alors qu'il était médecin de l'Hospice des Ménages.

Mais d'abord, il est nécessaire de s'entendre sur le groupe de faits que nous aurons à envisager. Il va sans dire qu'il ne saurait être question dans ce travail que de la rupture *spontanée* du cœur. Toutefois, nous en distrairons systématiquement les cas d'effraction des cloisons intracardiaques et de rupture isolée des piliers et des valvules[1]. Par contre, et sous forme d'*addendum*, nous dirons quelques mots de la *rupture des vaisseaux coronaires* qui se rapproche par certains points de la cardiorhexie proprement dite.

Avant d'aborder l'historique de la question, nous

1. Voir à ce sujet le travail de M. Barié (*Revue de médecine*, 1889).

tenons à remercier ici MM. les docteurs A. Gombault, Féré, Brault, et Pilliet, qui en nous communiquant un certain nombre d'observations inédites nous ont permis d'apporter un plus grand contingent de preuves à l'appui des idées que nous aurons à émettre dans cette étude.

DE LA RUPTURE DU CŒUR

CHAPITRE PREMIER

HISTORIQUE ET ÉTIOLOGIE

Historique. — C'est à Harvey que nous devons la première observation de rupture spontanée du cœur. Il s'agissait d'un malade atteint d'accès nocturnes de « douleur oppressive de la poitrine » et qui mourut dans un de ces paroxysmes après être devenu cachectique et hydropique. A l'autopsie on rencontra, en dehors d'un « obstacle au passage du sang du ventricule gauche dans les artères » une rupture du ventricule gauche assez grande pour admettre facilement le doigt.

Morgagni, auquel nous empruntons les détails qui précèdent, réunit dans sa vingt-septième lettre huit cas de rupture du cœur : le fait de Harvey, une observation personnelle citée dans notre tableau et six cas de Marchetti, Bohn, Marisati, Lemery, Morand et Mariani.

Sept fois la lésion siégeait sur le ventricule gauche, une fois seulement sur le droit. Morgagni, qui insiste avec raison sur cette particularité, et qui fait jouer un rôle un peu trop considérable à la contraction cardiaque dans le mécanisme de la rupture, attribue à un processus ulcéreux la cause première des accidents[1].

C'est aussi d'ulcérations, d'abcès et de gangrène que parle Sénac (1759) qui, d'ailleurs, n'apporte aucun fait bien probant à l'appui de sa manière de concevoir le mécanisme de la rupture.

En dehors des deux auteurs précédents, nous ne trouvons que peu de noms à citer parmi les médecins du siècle dernier. En France, Morand (1732, *Mémoire sur les morts subites*) et Portal (1770) réunissent quelques observations, en général, incomplètes. A l'étranger, Salzmann (1731), Nichols (1762), Mummsen (1764) et Schmucker (1784) mentionnent aussi un nombre restreint de faits dont il est difficile de tirer grand parti aujourd'hui.

On voit que la question nécessitait de nouvelles recherches. Celles-ci se sont succédé pendant

---

1. Par un hasard singulier, l'illustre anatomo-pathologiste devait succomber plus tard à la lésion qu'il avait été le premier à décrire méthodiquement.

notre siècle, en même temps que les observations qui leur servaient de base étaient mieux groupées et surtout mieux prises.

Rostan, en 1820, s'appuyant sur quatre cas, admet que la rupture est possible, *sans lésion préalable*.

La même année, Blaud (de Beaucaire) soutient une opinion diamétralement opposée et cherche à établir qu'il existe toujours une lésion antécédente, un *ramollissement gélatineux* qu'il appelle à tort dégénérescence sénile du cœur[1].

Rochoux (1822) paraît avoir donné le premier la formule pathogénique exacte de la cardiorhexie spontanée. Pour lui, il s'agit essentiellement d'un *ramollissement cardiaque* (dans le sens du mot : ramollissement cérébral).

Plus tard, Dezeimeris (1834) reprend en partie la thèse de Rostan ; car s'il décrit des ruptures par ulcération, par abcès, par ramollissement, il en cite d'autres produites sur des « cœurs sains ».

Malheureusement pour lui, ce dernier groupe se compose de : deux hypertrophies du cœur, un rétrécissement aortique, trois cas d'angine de poi-

---

1. Blaud lui-même dut revenir sur le mot sénile, en présence de faits observés sur des sujets relativement jeunes.

trine classique et une observation de palpitations invétérées. Ceci dit en dehors de toute discussion théorique.

Il faut arriver jusqu'à la thèse d'ELLÉAUME (1857) pour voir apparaître la notion du rôle des *lésions artérielles coronaires*; mais Elléaume admet aussi, peut-être sans discussion assez approfondie, l'action d'un trop grand nombre de causes différentes (apoplexie, dégénérescence graisseuse, anévrysmes, ramollissement sénile, cardite, abcès). Cet auteur revient constamment sur l'influence des troubles vasculaires que mentionnent du reste beaucoup mieux et bien plus souvent les observations de son temps.

Il nous suffira de citer les noms de BERTHERAND (1856), de BÖTTGER (1864), et nous arrivons ainsi au mémoire fondamental de BARTH dans lequel la production de la rupture est nettement rapportée à un trouble nutritif du myocarde d'origine artérielle. Les conclusions de cette remarquable monographie ont été confirmées et complétées par la plupart des travaux contemporains.

Ces travaux[1] sont ceux de LE PIEZ (1873), LANCEREAUX (*Anat. pathol.* 1879), WEIGERT, BECK (1886),

---

1. Nous reviendrons en détail sur ces derniers travaux à propos de la pathogénie.

RUPTURE DU COEUR

OBSERVATION I

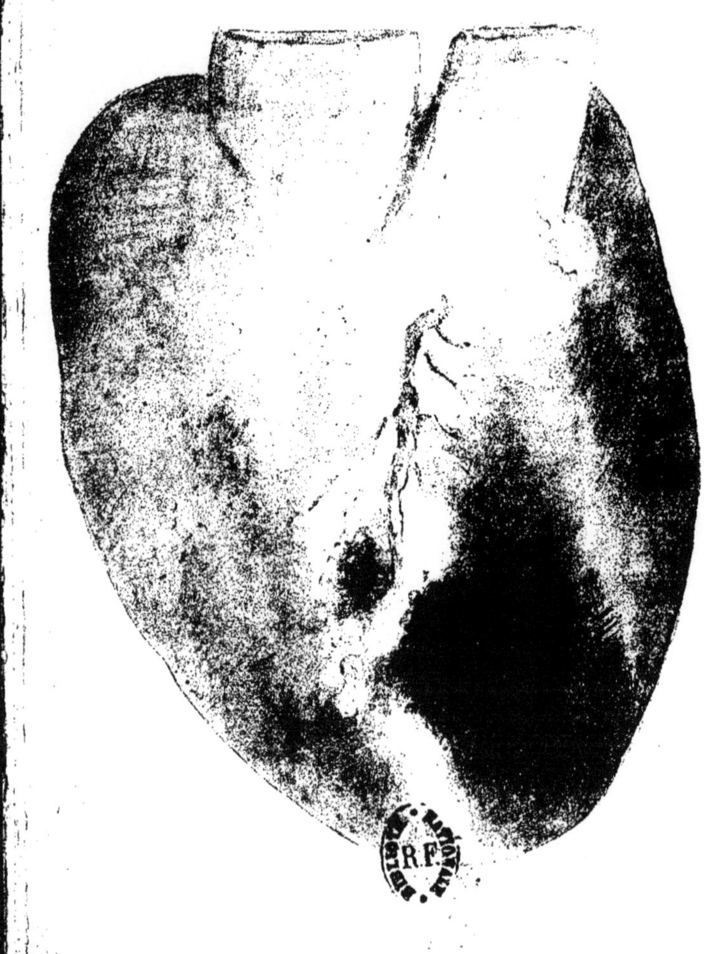

RUPTURE DU COEUR

OBSERVATION II

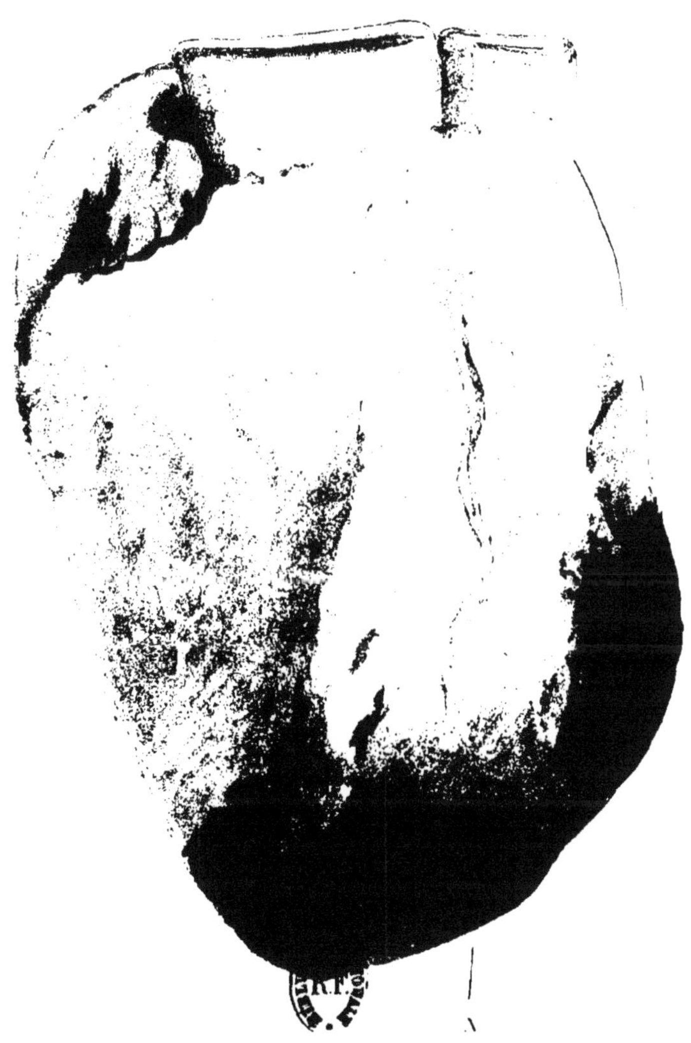

Le siége de la rupture est en X, masqué ici par une bosse
sanguine située en avant.

Dunlop (1886), Ziegler (*Anat. pathol.* 1887), Huber, (1888) et Odriozola (*Thèse inaugurale faite sous l'inspiration de M. le Dr Letulle*). L'un de nous, Albert Robin (*Leçons de clinique et de thérapeutique médicales* 1887), s'est déjà occupé de la cardiorrhexie à propos de trois observations personnelles et a tenté d'en faire la description clinique.

Ajoutons pour terminer ce court historique, que les *Bulletins de la Société anatomique* contiennent un nombre relativement considérable de documents auxquels ont puisé les auteurs français et qui ont fait le fond de leurs travaux. De même, on trouvera dans l'*Atlas de Cruveilhier* la représentation de quelques cas de rupture du cœur accompagnée de réflexions brèves mais très substantielles.

Étiologie. — La rupture du cœur se montre communément dans la *deuxième moitié de la vie* et surtout en pleine vieillesse. C'est en effet de 70 à 80 ans qu'on la rencontre avec la plus grande fréquence. Les quelques cas de cardiorhexie, survenue chez des sujets jeunes, se rapportent à des causes spéciales, presque toujours aiguës, et ne rentrant pas dans ce qu'on peut nommer le *type classique* de la lésion. Du reste, les chiffres suivants établis d'après notre tableau général donnent une assez bonne idée de l'influence de l'âge sur l'apparition de l'affection.

20 ans et au-dessus. .   1 cas (de 28 ans).
30 —   — . .   6 —
40 —   — . .   11 —
50 —   — . .   17 —
60 —   — . .   42 —
70 —   — . .   61 —
80 —   — . .   17 —
90 —   — . .   1 cas (de 90 ans).

____

156

Il résulte de ces chiffres que le nombre des ruptures produites de 60 à 80 ans est plus de deux fois plus grand que celui des ruptures correspondant à tous les autres âges.

Tous les auteurs, ou à peu près, s'accordent à dire que l'homme est plus fréquemment atteint que la femme. C'est également ce que révèle notre statistique personnelle (H. 93; F. 80, sur 173 cas), mais la différence ne nous semble pas suffisante pour avoir une valeur indiscutable. Il faudrait en pareille matière une base numérique bien supérieure à la nôtre.

Quant à la *fréquence absolue* de la cardiorrhexie, elle est encore plus difficile à déterminer. MEYER a trouvé dans les cahiers de l'Institut anatomo-pathologique de Munich sept cas de rupture sur 12 à 1 300 autopsies. D'autre part, DEVERGIE, comparant entre elles les diverses causes de mort subite, affirme que la rupture du cœur n'y figure qu'une fois sur quarante cas, proportion trop faible pour Böttger. Nous n'avons fait de notre côté aucune recherche à cet égard et nous dirons simplement que sans être un accident commun, la rupture n'est pas rare dans les hospices de vieillards. On en rencontre presque tous les ans des exemples quand on ne néglige pas de faire régulièrement les autopsies, non seulement des malades de l'infirmerie, mais encore de ceux qui meurent subitement dans les dortoirs.

Telles sont les *données étiologiques générales* dont nous devions dire quelques mots. Quant à l'*étiologie spéciale*, elle comprend l'étude de deux ordres de causes : prédisposantes et déterminantes. Pour des motifs particuliers au sujet dont nous nous occupons, nous croyons ne pas pouvoir séparer les premières de l'anatomie pathologique et de la pathogénie, ni les secondes de la physiologie pathologique.

Par contre, nous allons mentionner dès maintenant, pour n'y plus revenir, certaines *causes rares* qui obscurciraient la description et la discussion des *cas types* auxquels sera exclusivement réservé le reste de notre travail.

Ces causes rares, nous les présenterons du reste sous la forme du simple tableau qui suit :

Causes extra-cardiaques. { *Cancer de l'estomac* } ouverts dans le { *Cancer de l'œsophage* } cœur.

Causes intra-cardiaques.

Néoplasmes.
Hydatides (Elléaume).
Abcès.
Gommes[1] (Grégoric).
Endocardite ulcéreuse (3 cas de Böttger).
Certaines *dégénérescences localisées* (Hershell).
Hémorrhagies (Malassez).

Quant à l'*ouverture des anévrysmes du cœur*, nous l'étudierons dans le chapitre suivant.

Disons, pour terminer, que la cardiorrhexie n'est pas spéciale à l'espèce humaine. Les *Archives de Virchow et de Hirsch* mentionnent des cas de *rupture myocardique chez les animaux*, notamment chez le bœuf et le cheval.

Nous avons eu dernièrement sous les yeux des préparations, malheureusement insuffisantes pour une étude fructueuse, qui provenaient du cœur d'un cheval mort subitement par effraction du ventricule gauche.

1. C'est là une lésion cependant très rare ; toutefois, par son action bien connue sur l'endartère, la syphilis ne paraît pas étrangère à un certain nombre des cardiorrhexies survenues chez les jeunes sujets.

CHAPITRE II

ANATOMIE PATHOLOGIQUE ET PATHOGÉNIE

(A). — ÉTUDE MACROSCOPIQUE

I

Avant d'aborder l'étude des diverses particularités anatomiques de la rupture du cœur au point où celle-ci s'est produite, étude d'où doit nécessairement découler la pathogénie, il convient de décrire les apparences observées à l'autopsie dans un *cas type de rupture complète.*

Cruveilhier, dans son Atlas, regrette qu'on n'ait jamais pratiqué sur le cadavre la percussion de la région précordiale et croit qu'en pareille occurrence celle-ci révèlerait à coup sûr de la matité. Cette recherche a été faite depuis lors et a donné le résultat prévu.

Quoi qu'il en soit, lorsqu'on a ouvert le thorax. *l'aspect du péricarde* est caractéristique : il apparaît noirâtre ou bleuâtre suivant les cas, distendu, sphéroïde, refoulant les poumons, en particulier le poumon gauche, et offrant avec le sternum et les côtes des rapports plus intimes et plus étendus que normalement. A son niveau, on peut reconnaître les signes d'une fluctuation manifeste. Si l'on ouvre alors la séreuse cardiaque, on la trouve remplie de *sang coagulé* ayant exprimé plus ou moins son sérum.

Après ablation des caillots et lavage de la surface du cœur, on y découvre une ou plusieurs *déchirures* de volume et d'apparence essentiellement variables.

Le cœur détaché et ouvert, on retrouve à la face interne de la cavité *ventriculaire*[1] intéressée une seconde perte de substance habituellement plus petite que la rupture externe et parfois difficile à apercevoir au milieu des colonnes charnues et des caillots qui la masquent.

Réunissant les deux orifices épicardiaque et endo-ardiaque se voit un *trajet*, direct ou non, qui, comme ceux-ci, est plongé au sein d'une infiltration hémorrhagique.

Enfin le *myocarde* est en général flasque et surchargé de graisse, et ses artères nourricières offrent à un degré marqué les caractères de l'athérome.

---

1. Les oreillettes sont très rarement prises.

II

Il nous faut maintenant reprendre avec certains détails l'étude de la *rupture*, de *l'état du cœur* lui-même et des *artères cardiaques*.

CARACTÈRES DE LA RUPTURE. — Envisagée au point de vue de son *siège*, la rupture atteint avec une fréquence très inégale les diverses cavités cardiaques. Dans l'immense majorité des cas, elle porte sur le *ventricule gauche*; bien moins souvent sur le ventricule droit; très rarement sur l'oreillette droite ; à titre exceptionnel sur l'oreillette gauche. La rupture simultanée des deux ventricules est également une curiosité pathologique. Du reste, voici ce que donne notre statistique au sujet du siège comparé de la cardiorrhexie. Sur un total de 173 observations résumées plus loin, nous trouvons :

Ruptures du ventricule gauche . . . 139 cas.
Ruptures du ventricule droit . . . . 20 cas.
Ruptures de l'oreillette droite. . . . 8 cas.
Ruptures de l'oreillette gauche. . . 2 cas.
Ruptures simultanées des deux ventricules.. . . . . 4 cas.

La rupture type est donc la rupture du ventricule gauche[1]. Elle se produit rarement à la base, com-

1. En dehors des observations rapportées dans notre tableau, nous connaissons encore une vingtaine de faits, au moins, *authentiques* quoique *très incomplets*. Il nous a paru inutile de les mêler aux autres.

munément au contraire dans les deux tiers inférieurs (la partie moyenne et le sommet étant d'ailleurs à peu près également prédisposés). La face antérieure est plus souvent atteinte que la postérieure. Enfin le voisinage de la cloison est un siège de prédilection noté par tous les auteurs.

Il est difficile d'établir une proportion semblable pour les ruptures des autres cavités du cœur, car, chose singulière, ces derniers cas, très intéressants par leur rareté, sont presque tous décrits avec une brièveté regrettable.

Généralement *unique*[1], la rupture offre le plus souvent une *longueur* assez considérable (de 1 à 3 centimètres en moyenne). Sa *largeur* au contraire est toujours minime. On ne trouve en effet qu'exceptionnellement ces énormes fentes dont parlent BECKER, BEER, DUBREUIL, HUFELAND, etc.

Considérée en elle-même, la déchirure myocardique offre deux *orifices* et un *trajet*.

Les *orifices* contiennent habituellement des caillots qui peuvent les masquer ou en diminuer apparemment l'étendue. Ceci s'applique souvent à l'orifice

---

1. Toutes les ruptures des oreillettes que nous avons recueillies sont uniques.

Sur 139 ruptures du ventricule gauche, 19 seulement sont doubles ou multiples.

Sur 20 ruptures du ventricule droit, 3 sont doubles et une triple.

V Morax del.

Faisceaux musculaires infarcis au voisinage du trait de
la rupture.

(Obs. 8.) Eosine hématoxylique et baume. Oc. 1. Obj.
E Zeiss.

1. Fibres nécrosées caractérisées par leur tassement, leur réfringence et leur coloration anormales, la disparition du trait
   scalariforme et du noyau, et l'exagération de la striation
   transversale.

2. Espaces interfibrillaires très réduits dans leurs dimensions.
   Toute trace des capillaires et du stroma a disparu.

3. Infiltration leucocytique irrégulièrement disséminée dans les
   espaces interfibrillaires.

V. Monax del.

Lésion de MM. Renaut et Landouzy.
Vue sur une coupe (Obs. 8.)
Eosine hématoxylique et baume. Oc. 1. Obj. D Zeiss.

S S. Espaces anormaux séparant les cellules cardiaques et dus
à la disparition du ciment d'Eberth.

interne déjà petit par lui-même. L'orifice externe au contraire apparaît, en général, dès qu'on examine l'épicarde ; ses bords sont tantôt nets, comme produits par un instrument tranchant, tantôt (et c'est la règle) contusiformes et plus ou moins déchiquetés. Selon sa grandeur, il revêt l'aspect d'une fissure, quelquefois parallèle aux fibres unitives, ou d'un trou, auquel cas il rappelle absolument par sa forme et sa périphérie ecchymotique les caractères d'une « plaie par arme à feu » (ELLÉAUME).

Le *trajet* de la rupture, oblitéré le plus souvent par une coagulation sanguine, se montre direct, oblique ou sinueux suivant les circonstances. Dans certains cas, l'obliquité est telle qu'une déchirure dont l'orifice externe siège manifestement sur le ventricule droit aboutit intérieurement en plein ventricule gauche.

Quant aux caractères des *parties voisines* de la zone où s'est produite la perte de substance, ils sont très différemment décrits par les auteurs. En dehors de l'infiltration hémorrhagique, qui fait pour ainsi dire partie intégrante de la lésion, on a signalé une coloration brunâtre, jaunâtre, grisâtre, suivant les cas, avec ou sans ramollissement du myocarde. L'histologie nous montrera que ces variétés d'aspect n'ont aucune importance et répondent à une lésion fondamentale unique.

Il nous reste à dire un mot des *ruptures incomplètes* qui, soit isolées, soit combinées aux précédentes, apportent à l'étude de la cardiorrhexie un appoint considérable. Il s'agit le plus souvent de *ruptures incomplètes externes* qui se présentent de la façon suivante : tantôt une éraillure de l'épicarde entourée d'une zone ecchymotique ou bien siégeant au sommet d'une véritable bosse sanguine, développée dans le sein du pannicule adipeux superficiel du cœur; tantôt une perte de substance plus profonde qui ne diffère de la rupture complète que par l'absence d'orifice intra-cavitaire [1].

La *rupture incomplète interne* est beaucoup plus rare et ne donne lieu à aucune considération digne d'intérêt.

ÉTAT DU CŒUR ET DES CORONAIRES. — Le *cœur* qui se rompt est en général un cœur *surchargé de graisse*; cependant il n'y a rien de fixe à cet égard. Il suffit, en effet, de jeter les yeux sur le tableau annexé à ce travail pour se convaincre que la cardiorhexie peut se produire sur les myocardes les plus amaigris.

Les *artères cardiaques*, au contraire, offrent des altérations de la plus grande importance, altéra-

1. Nos observations 2 et 11 appartiennent au groupe des ruptures incomplètes externes.

tions qui n'ont jamais fait défaut quand on les a recherchées[1]. Elles consistent, tantôt en une *dégénérescence athéromateuse*, ordinairement très prononcée; tantôt en *calcifications circonférentielles* rétrécissant quelquefois à un haut degré le calibre des vaisseaux; tantôt enfin, en une *oblitération thrombosique*.

Si, dans nombre de circonstances, ces modifications ont été soigneusement mentionnées par les auteurs, il ne manque malheureusement pas de faits où l'on ne trouve à cet égard aucun renseignement précis. Toutefois, dans ce dernier ordre de cas, il s'agissait presque toujours de gens âgés, à l'autopsie desquels existaient en abondance les stigmates de l'athéromasie; chez quelques-uns d'entre eux, même, les coronaires avaient *parlé* pendant la vie (cas de Harvey, Morgagni, Portal, pour ne citer que les anciens). De telle sorte qu'après avoir lu nombre d'observations, nous n'hésitons pas à admettre qu'en

1. Deux auteurs seulement, parmi ceux que nous avons parcourus, mentionnent formellement l'intégrité des coronaires. Ce sont Marquis (à propos d'une femme de 79 ans?) et Klippel (dans sa troisième observation de notre tableau). Ce dernier cas ne peut guère être compté parmi les faits classiques, à cause de la présence d'une lésion certainement très rare et impossible à interpréter (foyer caséiforme intra-myocardiaque). Dans toutes les autres observations où l'état des artères cardiaques est noté, celles-ci étaient malades, et souvent très malades.

matière de rupture du cœur, *l'athérome coronaire est la règle* et *son absence l'exception.*

Quoi qu'il en soit, toutes les fois que l'état des artères cardiaques a été décrit avec détails, on a remarqué que les lésions étaient bien plus prononcées dans celui des deux troncs qui se rendait (par lui-même ou par une de ses branches) à la zone rupturée; c'est-à-dire qu'elles prédominaient le plus souvent dans l'artère cardiaque gauche et spécialement dans son rameau descendant qui occupe, comme on le sait, le sillon interventriculaire antérieur.

Avant de passer à l'étude histologique nous devons mentionner la présence, *sur certains cœurs* spontanément rompus, d'*infarctus* revêtant ou non l'apparence hémorrhagique et qui sont la *signature pathogénique* de l'affection (voir à ce propos notre observation II).

(B). — ÉTUDE MICROSCOPIQUE

I

On chercherait en vain dans les auteurs les éléments d'une description microscopique de la rupture. Parmi ceux qui se sont livrés à des recherches histologiques sérieuses, et le nombre en est fort restreint, les uns se sont contentés de dissocier quelques parcelles de tissu prises au niveau de l'effraction myocardique, les autres ne se sont occupés que de l'état des parois cardiaques loin de la région malade. Aucun n'a indiqué explicitement les *caractères d'une coupe passant* exactement *par la solution de continuité*. C'était pourtant là le point essentiel à élucider.

Aussi nous contenterons-nous de présenter sous forme d'un simple tableau la liste des principales lésions dont il est fait mention dans les faits que nous avons pu rassembler. Nous discuterons plus tard la valeur et la signification de ces lésions à propos de l'histoire pathogénique de la cardior-rhexie.

Liste des principales altérations mentionnées par les auteurs.

Lésions de la fibre.
- Dégénérescence graisseuse.
- Atrophie granulo-pigmentaire ou pigmentaire.
- État hyalin.
- Lésion segmentaire de J. Renaut et Landouzy[1].

Lésions du stroma.
- Sclérose.
- Adipose.
- Diverses lésions vasculaires.

1. Cette lésion a été observée par M. ALBERT ROBIN, dans les trois cas qui ont servi de base à son premier mémoire sur la rupture du cœur.

II

Nous allons maintenant décrire tour à tour et d'*après nos recherches* :

1° L'*aspect des coupes* passant *au niveau* de la *paroi cardiaque rupturée*;

2° L'*apparence* de diverses *sections échelonnées au-dessus* ou *au-dessous* de la perte de substance;

3° Enfin l'*état du cœur* lui-même envisagé en *dehors des régions malades*.

Une coupe pratiquée en pleine rupture offre d'abord à étudier la solution de continuité elle-même. Celle-ci, qui va de l'épicarde à l'endocarde [1], se montre, suivant les cas, directe et à bords réguliers, ou oblique et à bords sinueux. En tout cas, ses lèvres sont réunies par un caillot récent (cruorique) qui se prolonge plus ou moins entre les faisceaux musculaires voisins.

Le *tissu cardiaque* situé de chaque côté de la perte de substance présente des lésions extrêmement importantes, lésions identiques par leur aspect comme par leur cause à celles de tous les infarctus viscéraux. En voici les caractères [2] :

1. Dans le cas typique de rupture complète que nous envisageons en ce moment.

2. Ces caractères ont été déjà décrits dans leurs points essentiels par l'un de nous (M. NICOLLE, *Thèse de Paris*, 1890).

Les faisceaux musculaires altérés « *forment
bloc* » ce qui tient d'une part au *tassement* anormal des *éléments* qui les constituent, et d'autre part
à la *disparition du trait scalariforme d'Eberth*. Les
fibres, ainsi groupées, ont acquis une *réfringence*
insolite. Le picrocarmin leur communique une
couleur brun orangé ; l'éosine hématoxylique un
ton rose jaunâtre, et la coloration est plus lente à
se produire à leur niveau qu'au niveau des parties
saines comprises dans la même préparation. Le
noyau a *disparu*, mais le *double cône pigmentaire*
qui en naissait *persiste*. Enfin la *striation transversale* s'est considérablement *exagérée*.

*Entre les éléments myocardiques pas un seul
noyau. Capillaires* et *stroma* conjonctif se sont
fondus en une *masse homogène*, réduite à son mini-
mum d'étendue par le tassement anormal des
fibres.

Au sein des *fissures*[1] et le long des *gaines vasculaires* se voient des *leucocytes*, tantôt rares,
tantôt abondants et qui pénètrent par places dans
l'intervalle des éléments myocardiques.

Tels sont les caractères de la zone nécrosée qui

1. Les fissures sont constituées par de grands espaces
remplis d'un tissu conjonctif très raréfié, et séparant en certains points les faisceaux musculaires (Voir M. NICOLLE, *loc.
cit.*).

environne la rupture. Ces caractères se modifient légèrement au voisinage immédiat de celle-ci et à la périphérie de l'infarctus. Dans la première de ces deux régions, les fibres apparaissent encore plus réfringentes avec une striation très diminuée, quelquefois disparue; dans la seconde, elles se montrent bien moins réfringentes et la striation a fait place à un semis de granulations irrégulièrement disséminées et très fines.

A la *limite des parties mortifiées*, les éléments altérés s'imbriquent si intimement avec les éléments normaux auxquels ils confinent qu'on ne peut établir de ligne de démarcation précise qu'en se servant de grossissements assez forts. Ceux-ci permettent aussi de constater que les fibres saines situées près des faisceaux infarcis offrent toutes la modification dénommée par l'un de nous, *état fendillé*.

Pour terminer ce qui a trait à l'examen des coupes intéressant la paroi au point rupturé, il nous reste à mentionner l'état de l'épicarde, de l'endocarde, des artères et du myocarde respecté par la lésion nécrotique.

L'*épicarde* est fréquemment le siége d'hémorrhagies continues avec le caillot qui remplit la perte de substance.

L'*endocarde*, obscurci par une abondante infiltration leucocytique, donne également insertion à un coagulum prolongeant celui dont il vient d'être question.

Parmi les *artérioles*, quelques-unes sont thrombosées ; d'autres ne contiennent qu'un « *caillot terminal* »; le plus grand nombre se montrent malades ou normales selon les cas; leurs modifications sont donc absolument contingentes. Il en est de même de celles du myocarde sur lesquelles nous reviendrons tout à l'heure.

Lorsqu'on étudie une série de sections pratiquées au-dessus ou au-dessous de la rupture, et s'éloignant progressivement de celle-ci, on y reconnait deux points essentiels. D'une part, la solution de continuité se réduit de plus en plus dans sa longueur et sa largeur, c'est-à-dire qu'elle devient *incomplète* et *fissuraire*. Elle n'occupe bientôt plus qu'un espace restreint au sein de la paroi et contient seulement un très mince coagulum.

D'autre part, l'infarctus qui avoisine l'effraction offre des dimensions progressivement décroissantes tout en conservant les caractères que nous lui avons reconnus.

Il arrive ainsi un moment où toute trace de la perte de substance a disparu. A ce moment on remarque, dans le point correspondant à celui qu'elle aurait occupé[1], la présence de quelques blocs nécrosés, isolés ou réunis. Ces blocs ne tardent pas à disparaître à leur tour.

De telle sorte qu'à une certaine distance de la rupture le myocarde a repris son aspect normal ou du moins celui qu'il présente dans le reste du cœur. Cet aspect est des plus variables. Rarement on se trouve en présence d'une sclérose de quelque importance (grande sclérose cardiaque). Le plus souvent il s'agit d'une *adipose interstitielle* liée à l'atrophie pigmentaire de la fibre, mais cette lésion n'est pas constante. La myocardite *segmentaire* de MM. Renaut et Landouzy est également fréquente mais peut faire complètement défaut. Elle ne représente d'ailleurs souvent qu'une *altération ultime*, contrairement à la sclérose et à l'adipose.

III

Dans certains cas de rupture[2] on remarque à la périphérie de l'infarctus des points où les fibres musculaires ont subi la dégénérescence graisseuse. Ces points sont toujours très peu étendus. Il s'y trouve constamment des leucocytes chargés de gout-

---

1. Point facile à déterminer à l'aide de coupes suffisamment rapprochées.

2. Obs. XI et un cas inédit d'anévrysme du cœur, terminé par rupture, que nous a confié M. le Dr Letulle.

telettes graisseuses et converties en véritables corps granuleux.

Cette modification semble tenir à ce qu'il s'est écoulé un temps assez long entre la nécrose du myocarde et la production de la rupture[1].

Terminons ce chapitre en mentionnant l'identité absolue des lésions dans les cas de rupture complète et incomplète[2].

(C) — PATHOGÉNIE

I

Nous ne discuterons pas ici les opinions des anciens qui attribuaient la rupture aux causes les plus diverses.

BARTH a fait justice de cette manière de voir en établissant dans son remarquable travail l'influence prépondérante des altérations coronaires et des troubles nutritifs qui en résultent.

Ces idées, basées sur des observations macroscopiques minutieuses, ont été corroborées par tous

1. Cette hypothèse est basée sur ce qu'on observe dans tous les infarctus viscéraux ; nous avons déjà pu la vérifier à propos de l'observation de M. LETULLE, à laquelle il vient d'être fait allusion.

2. Comparer nos obs. II et XI (ruptures incomplètes) à nos obs. VIII et XIII (ruptures complètes).

les auteurs qui ont repris la question au même point de vue (LANCEREAUX et BECK principalement) ; au contraire, presque tous ceux qui ont voulu faire appel au microscope n'ont réussi qu'à obscurcir le sujet.

L'étude histologique de la cardiorrhexie ne date en effet que des études toutes récentes de WEIGERT, de HUBER, et surtout de ZIEGLER. Et encore est-il permis de regretter que sous le nom de *myomalacia cordis* ce dernier auteur ait réuni en une même description, d'ailleurs bien trop courte, les lésions de la rupture et celles de la sclérose du cœur. Quelle que soit l'idée qu'on se fasse des rapports de ces deux affections, elles se montrent si souvent indépendantes l'une de l'autre qu'il est indispensable de les décrire isolément[1].

C'est pour répondre à cette nécessité que nous avons repris complètement l'étude des lésions de la cardiorrhexie.

II

Cette étude nous autorise à formuler ainsi la pathogénie de la rupture :

1. D'autant que si l'on veut bien comparer notre description histologique de la rupture à celle que l'un de nous a donnée de la sclérose au début, on restera convaincu que les lésions du myocarde présentent dans les deux cas des différences considérables (voir M. NICOLLE, *Th. de Paris*, 1890).

« *La rupture reconnaît pour cause immédiate la production d'un infarctus dû à la thrombose d'une branche artérielle.* »

En effet, toutes les fois que nous avons recherché cet infarctus[1] ou cette thrombose, nous les avons rencontrés avec des caractères toujours identiques.

Voyons maintenant si les observations des auteurs nous permettent de généraliser le résultat de nos recherches personnelles.

Ces observations sont au nombre de 155 dont 93 doivent être éliminées tout d'abord comme ne renfermant pas de renseignements sur l'état des coronaires. Restent 62 cas. Parmi ceux-ci, 17 (c'est-à-dire un peu plus du quart) indiquent l'existence de thromboses dans les artères cardiaques et viennent par conséquent confirmer notre manière de voir. Dans les 45 autres faits, les auteurs se sont bornés à constater l'athérome coronaire. Aucun ne dit expressément avoir recherché la thrombose sans l'avoir rencontrée[2].

1. Dans une série de préparations se rapportant à l'observation publiée par PETER (*Semaine médicale*, 1889), préparations que M. le Dr LYON vient d'avoir la bonté de nous prêter, nous avons retrouvé, tant au niveau qu'au voisinage de la rupture, les lésions de l'infarctus myocardique tel que nous l'avons décrit au chapitre précédent. Notre examen histologique a donc pleinement confirmé le diagnostic macroscopique porté par PETER.

2. Quand on voit certains auteurs citer la thrombose coro-

Ce dernier groupe d'observations n'a donc pas de valeur par lui même. Tout ce qu'on peut dire à son égard, c'est qu'aucune des lésions myocardiques qui y sont mentionnées n'est capable d'expliquer la production de la rupture.

Reportons-nous en effet à la liste des lésions que nous avons dressée plus haut. En dehors de l'*état hyalin* constaté dans certaines dissociations (et qui nous semble correspondre à la nécrose de la fibre cardiaque telle que nous l'avons décrite), nous ne trouvons aucune altération susceptible d'amener par elle-même la rupture.

La *dégénérescence graisseuse* ne saurait être incriminée, car sous ce nom, les auteurs qui se sont bornés à un simple examen microscopique ont décrit couramment l'adipose cardiaque, altération d'ordre essentiellement différent. Quant à ceux qui ont constaté *histologiquement et indiscutablement* la dégénérescence graisseuse, ils sont

naire sans lui accorder aucun rôle dans la production de la rupture, on conçoit que la plupart des observateurs n'aient nullement pensé à rechercher *méthodiquement* cette lésion. Cette recherche est d'ailleurs loin d'être toujours facile. Il ne faut pas se contenter d'ouvrir les gros troncs artériels avec les ciseaux ; on doit poursuivre les plus fins ramuscules à l'aide de sections perpendiculaires à leur direction ; parfois même l'examen histologique révèle seul la présence du coagulum vasculaire (voir à ce sujet notre obs. III.)

très peu nombreux, et relatent presque tous la présence concomitante de corps granuleux. Ils ont donc rencontré tout simplement des infarctus analogues à celui de notre observation XI.

La *segmentation* de M. J. Renaut est également d'importance secondaire. Pour le prouver, prenons deux de nos observations absolument semblables à tous égards, nos observations VIII et XIII; dans l'une, la segmentation est très marquée, dans l'autre, elle fait complètement défaut.

Quant à l'*adipose* et à l'*atrophie de la fibre*, altérations le plus souvent combinées et banales (notamment chez les vieillards), elles n'ont rien à voir avec la rupture. On aurait pu penser *a priori* qu'elles seraient de nature à en favoriser la production. Malheureusement, dans le plus grand nombre des cas, l'effraction a lieu au niveau du ventricule gauche, tandis que l'adipose prédomine *toujours* — et de beaucoup — dans les parois du ventricule droit.

Nous dirons plus loin (rupture des anévrysmes du cœur) quelques mots des rapports de la rupture avec la *sclérose*.

Tout nous porte donc à admettre que notre conception pathogénique répond au plus grand nombre des cas.

Nous manquons de documents suffisants pour

entreprendre l'étude des conditions qui déterminent la *thrombose coronaire*, cause première de la rupture.

Aussi nous bornerons-nous simplement à rapprocher la cardiorrhexie du ramollissement cérébral et de la gangrène sénile. Ce rapprochement est d'autant plus légitime qu'il n'est pas rare de voir ces lésions coexister[1].

III

RUPTURE DES ANÉVRYSMES DU CŒUR

Nous ne dirons qu'un mot de la rupture des anévrysmes du cœur. Notre tableau en mentionne 6 observations. Quatre d'entre elles n'ont malheureusement aucune valeur, car l'état du myocarde et des coronaires n'y est point indiqué. Restent deux faits; dans l'un, on a noté de l'athérome, dans l'autre, une thrombose des artères cardiaques.

D'autre part, l'un de nous a pu (grâce à l'obligeance de M. le Dr LETULLE et de M. le Dr MALLET) étudier un cas d'anévrysme du ventricule gauche terminé par ouverture de la poche, et il a rencontré dans cette poche les lésions typiques de l'infarctus myocardique.

Cette observation, bien qu'entièrement rédigée,

1. Voir nos observations IV, VIII et IX.

ne figure pas dans notre travail, et cela pour deux raisons. D'une part, les lésions qu'on y rencontre sont extrêmement complexes, et ne sauraient être scindées dans leur description histologique. D'autre part, ce fait nous conduirait à une longue discussion sur les rapports de la rupture et de la sclérose, discussion qui réclame une étude isolée.

Bornons-nous à répéter qu'il n'y a aucune relation forcée entre l'effraction et l'induration du myocarde. Dans le plus grand nombre des cas, en effet, la cardiorrhexie se produit sur des cœurs indemnes de toute altération cirrhotique, et inversement la sclérose cardiaque (de quelque importance) se termine assez rarement par rupture. Cependant la coexistence des deux lésions n'est pas exceptionnelle, et c'est sans nul doute l'étude de faits semblables qui a conduit ZIEGLER à sa conception de la myomalacie cardiaque.

Ces données, quoique insuffisantes, nous permettent de penser qu'il en est de la rupture des anévrysmes partiels comme de la cardiorrhexie proprement dite au double point de vue anatomique[1] et pathogénique.

1. Les grands caractères anatomiques de la rupture (siège, forme, etc.) sont en effet les mêmes, qu'il y ait anévrysme antécédent ou que le ventricule ne soit pas ectasié.

CHAPITRE III

SYMPTOMES ET DIAGNOSTIC

I

SYMPTOMES — DURÉE

La *mort subite* est pour les *classiques* le seul phénomène clinique qui traduise la production d'une rupture cardiaque, et de fait, il est infiniment probable qu'il en va ainsi pour nombre de cas. Donc, rien ne serait plus sommaire que cette symptomatologie, qui représente la mort la plus subite qu'il soit possible d'imaginer.

M. JACCOUD résume cette symptomatologie en ces termes :

« Dans quelques cas, la mort est réellement instantanée ; le patient tombe, il n'est plus. Dans d'autres circonstances, il éprouve une sensation de déchirure dans la région précordiale ; il pousse un cri, sa face pâlit, le pouls s'efface, les battements du cœur faiblissent et cessent, la mort a lieu au bout de quelques minutes.... Quand la rupture n'est pas complète d'emblée, la vie peut se prolonger pendant quelques heures et même pendant quelques jours (PEACOCK). Indépendamment des symptômes de faiblesse croissante qui appartiennent à toutes les hémorrhagies internes graves, on observe la disparition graduelle du choc et des bruits du cœur, coïncidant avec l'augmentation croissante de la matité précordiale. Un diagnostic probable peut alors être posé. »

Cependant, quand on a suivi les malades pendant les jours qui précèdent la terminaison fatale, ou qu'on s'est tout au moins procuré des renseignements à cet égard, on se convainc facilement qu'il est facile d'établir à côté de la forme classique un deuxième groupe symptomatique où trouvent place des *prodromes* d'une grande valeur.

En un mot, avant la syncope mortelle qui, elle, ne fait jamais défaut, on peut assister à une *évolution* des plus intéressantes quoique de nature contingente. C'est BARTH qui, tout d'abord, eut quelque notion des faits que l'un de nous devait compléter plus tard en les mettant en lumière. En 1886, en effet, M. ALBERT ROBIN [1] décrivait ce qu'il a appelé la *période clinique prémonitoire de la rupture du*

—————

1. ALBERT ROBIN. *Loc. cit.*, p. 325.

cœur, en établissant sa fréquence, sa durée et les divers symptômes qui la caractérisent.

Il convient donc de commencer l'étude clinique de la rupture du cœur par la description de cette *phase prodromique* dont les symptômes se manifestent tantôt à longue portée, tantôt à brève échéance.

Dans le *premier cas*, à côté de signes semblant étrangers à la lésion myocardique, comme, par exemple, les hématémèses signalées par BERXE, on en trouve d'autres qui attirent déjà l'attention sur le système cardio-vasculaire. Ce sont :

1° Des *vertiges* qui peuvent se répéter un grand nombre de fois, et qui ont sans doute quelque rapport avec cette anémie cérébrale dont on a voulu faire la cause de la mort;

2° Des accès de *dyspnée* quelquefois très violents et survenant sans cause appréciable;

3° Enfin, phénomène important, des *syncopes*, le plus souvent répétées, et se manifestant chez des sujets qui, d'ordinaire, n'en avaient jamais éprouvé jusque-là;

4° Mais le *symptôme capital*, qui domine et caractérise dans la règle la phase prodromique, c'est *l'angine de poitrine*. Tantôt il s'agit de la douleur classique de l'hémithorax gauche avec ou sans irradiations dans le membre inférieur du même côté;

tantôt de sa variante *épigastrique*[1] dont tant d'auteurs, même parmi les anciens, ont fait mention et à laquelle nous serions disposés à attribuer une assez grande valeur diagnostique. Un signe qui paraît très particulier lui aussi, à la rupture du cœur, c'est la *douleur d'épaule* associée ou non à l'angor, douleur persistante, exaspérée par les mouvements du bras gauche, et donnant l'impression d'une algie rhumatoïde[2]. Cette douleur offre ce caractère typique d'être continue, d'être exaspérée par les mouvements du bras, et de subir, par instants, des exacerbations qui donnent au malade une sensation d'évanouissement, sans qu'on puisse déterminer leur motif réel. Dans d'autres cas, la douleur commence par la région sous-claviculaire, puis elle gagne l'articulation de l'épaule et le bras correspondant.

Quoi qu'il en soit, ces divers symptômes, angineux ou non, se répètent à des intervalles d'autant plus rapprochés que la terminaison mortelle est plus voisine, mais en présentant des *moments d'accalmie* sur lesquels l'un de nous a beaucoup insisté et qui sont bien spéciaux à la cardiorrhexie. Nous disons à dessein « accalmie », car, une

---

1. Voir observation II.
2. ALBERT ROBIN. *Loc. cit.* et *Clinique et thérapeutique médicales.* Paris, 1887.

fois constitués, les phénomènes prémonitoires ne cessent jamais complètement. C'est là ce que MEYER a noté[1] de son côté dans les observations qu'il rapporte.

Auprès de ces cas, où l'évolution se fait en plusieurs jours, *il en est d'autres*, certainement plus fréquents, où c'est par heures seulement que la marche des accidents se mesure. C'est principalement sur ces faits qu'a porté la description de BARTH. Il donne comme expression symptomatique de la rupture les trois signes suivants : *Dyspnée* intense avec imminence de suffocation, — sensation d'*angoisse* profonde — et, avant tout, *sensation douloureuse* très violente dans la partie gauche de la poitrine (avec irradiations dans le cou et quelquefois dans le bras).

La *douleur angineuse* est la même que dans les cas à phase prodromique plus longue. Très fréquente, probablement constante si le malade avait toujours le temps ou la force de s'exprimer, elle s'accompagne quelquefois d'une sensation de déchirure intrathoracique et de douleurs irradiées dans les membres inférieurs avec engourdissement très marqué. Son intensité croît à mesure qu'on se rapproche davantage de la syncope terminale. Toujours

1. G. MEYER. *Arch. de Ziemmsen et Zenker*, 1888.

enfin s'y joint ce caractère d'angoisse profonde qui ne le cède en rien à celui du syndrome de Rougnon-Heberden[1].

Par contre la *dyspnée* constitue un symptôme moins constant et surtout moins important; il serait même nécessaire, croyons-nous, de faire des réserves à cet égard, car on sait qu'en matière d'angor, c'est bien plutôt avec l'*apnée a dolore* que l'on a à compter.

Nous ne dirons qu'un mot de deux *phénomènes accessoires* notés dans certaines observations : les *palpitations*, qui n'ont rien de spécial ici, et les *épistaxis*, qui n'offrent pas non plus d'intérêt. Les *vomissements*, au contraire, sont moins rares. Se produisant quelquefois dès le début des accidents, ils peuvent en accompagner les paroxysmes.

C'est en effet par *paroxysmes* que procède la *triade angineuse*, et ceux-ci, parfois subintrants, constituent alors un véritable état de mal intolérable.

Enfin, plus ou moins rapidement, arrive la *syncope ultime*. Le malade devient de plus en plus pâle, ses extrémités se refroidissent, et il s'affaisse ou tombe roide selon les cas, offrant parfois

---

1. « Douleur *oppressive* de poitrine », cas de HARVEY. « *Anxiétés* de poitrine », cas de MORGAGNI », etc., etc.

quelques mouvements convulsifs dans la face et dans les membres (FRIEDREICH). Exceptionnellement on constate ce cri spécial que BARTH considère comme l'expression de la déchirure du cœur, et que l'un de nous a noté chez le malade qui a succombé devant lui.

Pendant cette évolution, à laquelle on assiste rarement, surtout dans sa phase terminale, l'*examen physique* peut donner quelques renseignements qu'on ne doit pas négliger de rechercher. Le *pouls*, ordinairement petit et très dépressible, ne se montre pas fatalement arythmique. L'*auscultation* nous a révélé dans un cas[1], par intervalles, un ou deux battements sourds, comme entravés dans leur jeu, et avortés aussitôt produits; puis toute contraction cardiaque a disparu au bout de quelques minutes. Plusieurs auteurs ont observé des phénomènes analogues, mais en général un certain nombre d'heures avant la mort. (Caractère lointain et sourd des bruits cardiaques, etc.)

Ainsi constituée, avec son appareil prodromique plus ou moins complet, la rupture du cœur peut affecter une *durée* totale de plusieurs jours (MORGAGNI, PEACOCK) sans qu'il soit possible de fixer une moyenne même très approximative. Sur 29 ob-

1. Observation III.

servations étudiées par ALBERT ROBIN, la période prémonitoire n'a manqué que 12 fois, ce qui équivaut à dire que dans 40 pour 100 des cas, la rupture est immédiatement totale, tandis que dans 60 pour 100 des cas, elle se fait plus ou moins progressivement jusqu'à l'éclat terminal.

Sa durée est extrêmement variable, comme le montre la statistique suivante :

1 heure.	1 cas	
1 heure 1/2.	1 —	
3 heures..	2 —	
6 —	1 —	10 cas.
10 —	2 —	
15 —	2 —	
25 —	1 —	
48 —	2 —	
52	1 —	
80 —	1 —	
96 —	1 —	7 cas.
5 jours.	1 —	
8 jours.	1 —	

Dans la majorité des cas où la rupture n'est pas subite et totale, il s'écoule donc moins de 24 heures entre son début et sa terminaison.

Quant aux cas où l'évolution aurait été encore plus longue, il convient de ne les admettre qu'avec réserve, car, avons-nous vu, la rupture ne va pas, en général, sans une lésion antécédente des coronaires, lésion qui peut se traduire de son côté par

l'angor pectoris et la syncope. C'est là un point que
Leyden a bien mis en lumière.

II

DIAGNOSTIC.

Ceci nous conduit à dire un mot du *diagnostic* de
la cardiorrhexie spontanée.

Dans les cas foudroyants, on ne peut que faire des
conjectures d'après les antécédents du malade. Cependant il faut tout au moins penser à la rupture,
car les causes *ordinaires* de mort subite ne sont
pas si nombreuses chez le vieillard.

Dans les *cas* au contraire où des *phénomènes pré-
curseurs* se manifestent, nous pensons que le diagnostic est loin d'être toujours impossible. On se
basera pour l'établir sur l'apparition inopinée d'*accidents angineux* laissant d'abord entre eux des
périodes d'*accalmie* incomplète, puis de plus en
plus rapprochés, enfin subintrants jusqu'à la syncope mortelle.

La *localisation épigastrique de l'angor* et la *per-
sistance d'une douleur scapulaire gauche* nous semblent posséder également une signification très
spéciale.

CHAPITRE IV

PHYSIOLOGIE PATHOLOGIQUE

Il nous reste, pour compléter l'histoire de la cardiorrhexie, à discuter *trois points* encore très controversés : le mécanisme de la rupture, le mécanisme de la mort, et la possibilité d'une guérison spontanée.

I

MÉCANISME DE LA RUPTURE.

Nous avons vu, en traitant de l'anatomie pathologique et de la pathogénie, *pourquoi* le cœur se rompt. Sous l'influence d'une thrombose artérielle la paroi cardiaque se convertit en un infarctus et cet infarctus cède à la contraction ventriculaire.

Il s'agit donc essentiellement, pourrait-on dire, d'une « *rupture de faiblesse* » et non d'une « *rupture de force* » comme le croyaient les anciens.

Mais ce serait aller trop loin que de dénier toute influence à la pression intra-cardiaque et aux causes susceptibles de l'exagérer. Celles-ci ne sont autres que les *efforts* (vomissements, course rapide, défécation, coït, etc.) et diverses émotions, notamment la colère.

N'oublions pas cependant que le cœur peut se rompre et se rompt assez souvent au repos, pendant le sommeil même. La cause occasionnelle paraît donc assez indifférente. Elle ne fait que hâter, somme toute, l'apparition d'un phénomène dont l'échéance est fatale et dont le siège est marqué d'avance par un trouble essentiellement organique.

Quant à la question de savoir si la rupture a lieu pendant la systole ou pendant la diastole, elle est interprétée d'une façon variable par les auteurs. *Les uns*, avec PIGEAUX, BELLINGHAM, HAMERNJK, HAM, etc., défendant la *théorie* dite *diastolique;* les *autres*, partisans du rôle de l'*effort systolique*, et suivant en cela l'opinion de ROKITANSKY, WUNDERLICH, LE PIEZ, etc.

BARTH admet que le *temps* de la rupture est la systole ou la présystole.

Pour nous, il nous semble qu'une distinction préalable est nécessaire et qu'il faut tout d'abord envisager le problème de la *durée* de la rupture.

Il est de toute évidence que si celle-ci se traduit

cliniquement par la mort subite, et anatomiquement par une perte de substance unique, à bords lisses et à trajet direct, l'accident a dû se produire en un seul temps, en une seule systole. Si, au contraire, les phénomènes angineux et l'état syncopal se sont répétés pendant des heures ou des jours, et qu'à l'autopsie on rencontre soit une rupture à bords dentelés et à trajet sinueux, soit une rupture complète accompagnée de ruptures incomplètes, d'éraillures sous-péricardiques ou sous-endocardiques, on est pleinement autorisé à admettre une effraction en plusieurs temps. Dans la genèse de cette rupture entreront alors comme facteurs efficaces, non seulement l'effort systolique, mais encore et surtout, les alternatives de contraction et de dilation du muscle cardiaque. Telle est, selon nous, la manière la plus simple d'envisager la double question du *moment* et de la *durée*.

Un problème également très discuté, c'est celui du *sens* de la rupture.

A-t-elle lieu de dehors en dedans ou de dedans en dehors? A cet égard notre opinion est absolument celle de Barth qui se résume dans les deux propositions suivantes :

a) Le *début* se fait *là où est l'altération* prédisposante.

b) La prédominance de longueur de l'orifice

externe (qui est le cas le plus fréquent) ne prouve pas fatalement que le début s'est fait de ce côté; mais la rupture d'une colonne charnue est un sûr garant que l'effraction myocardique a commencé par les parties profondes[1].

Est-il maintenant possible d'établir un *rapport* entre la *quantité de sang épanché* et la *grandeur de la rupture?* Non pour ELLEAUME, oui pour LE PIEZ. Cette dernière opinion paraît tout d'abord la plus vraisemblable, mais elle n'est pas d'accord avec la totalité des faits.

Pareillement on s'est demandé s'il existait une *relation* entre le *siège* de la rupture et la *douleur* ressentie par le malade. M. ODRIOLOZA, qui s'est livré à des recherches statistiques fort complètes, dit simplement que la douleur n'aurait pas été constatée dans la rupture des oreillettes et de la base du cœur, c'est-à-dire dans les cas de beaucoup les plus rares. C'est là une *confirmation* indirecte de l'*importance des phénomènes angineux* dont il nous faut maintenant tenter une explication.

---

1. L'un de nous a insisté sur la possibilité de rencontrer sur un même cœur deux ruptures de sens inverse, et a tiré de ce fait un puissant argument en faveur du rôle tout à fait accessoire de l'effort (ALBERT ROBIN, *Société médicale des hôpitaux*, 1885).

L'un de nous les a attribués au fait même de la rupture[1]. Cette opinion, vraie dans un certain nombre de cas, n'est cependant pas applicable à tous. Et nous devons la compléter en nous appuyant sur nos recherches récentes. En présence du rôle dominant des altération coronaires que l'étude anatomique nous a révélé, nous serions plutôt disposés à adopter aujourd'hui la manière de voir de M. Lancereaux, qui considère l'angor pectoris comme intimement liée à la thrombose artérielle, cause première de l'affection myocardique.

II

MÉCANISME DE LA MORT.

Pour expliquer la *mort*, c'est-à-dire la *syncope* terminale, on a invoqué un certain nombre de causes qui toutes rendent compte de quelques détails, mais qui sont passibles de grosses objections quand on veut les adopter d'une façon exclusive.

C'est ainsi que certains auteurs ont attribué la mort à l'*hémopéricarde*, théorie contre laquelle nous ferons valoir les considérations suivantes.

Dans la rupture traumatique, comme l'a dé-

1. Albert Robin. *Clinique et thérapeutique médicales. Loc. cit.*

montré Barth, la mort est beaucoup moins rapide;
— dans la rupture des vaisseaux coronaires, la
survie peut être plus longue à égalité de liquide
épanché; — enfin, dans nombre de faits, la mort
est arrivée *subitement* avec un épanchement très
minime ou même sans épanchement (cas de *certaines ruptures incomplètes*).

L'hémopéricarde ne peut donc jouer un rôle effi-
cace que si le cœur a conservé assez de force pour
se comprimer lui-même à chaque systole en chas-
sant une certaine quantité de sang dans sa séreuse
inextensible. Le point limite serait alors atteint, au
dire des auteurs, lorsque la pression intrapéricar-
diaque et la pression intracardiaque viendraient à se
contre-balancer. Tout cela est possible, mais par
trop théorique pour que nous y insistions, surtout
maintenant que nous avons établi que la cardiorrhexie spontanée était « une rupture de faiblesse ».

Le second facteur dont on a admis l'influence
prépondérante, sinon exclusive, c'est l'*anémie cérébrale*. Mais, si la quantité de sang épanché dans
le péricarde n'est pas toujours suffisante pour pa-
ralyser le cœur par compression, on peut affirmer
qu'elle est toujours insuffisante pour anémier
directement les centres encéphaliques.

Nous voici donc fatalement ramenés à la *physiologie pathologique de la syncope en général*. Or, tout

ce que nous savons à ce sujet, c'est qu'il s'agit d'un syndrome où les deux éléments cérébral et cardiaque sont intimement unis et presque inséparables (syndrome cérébro-cardiaque de M. le professeur Straus) [1].

Le problème ne diffère donc pas de celui qui se pose pour l'angine de poitrine et il en partage l'obscurité.

III

QUESTION DE LA CURABILITÉ SPONTANÉE.

La *rupture complète* ne guérit jamais, cela va sans dire. Cependant dans certains cas, *très rares*, le danger qui en résulte peut être momentanément conjuré par des adhérences étendues entre les deux feuillets du péricarde. La *rupture* est alors rendue *fonctionnellement incomplète* (cas de Willingk et notre observation IV).

Quant à la *rupture incomplète* qui peut tuer subitement sans avoir même besoin de se parfaire, ainsi que nous l'avons dit plus haut, est-elle susceptible, même à titre exceptionnel, de curabilité spontanée? Certains auteurs l'ont admis, citant à l'appui de leur opinion des faits où, près d'une rupture récente, se

1. *Dictionnaire Jaccoud*, article *Syncope*.

trouvait la trace d'une ancienne effraction (par exemple, le cas célèbre de ROSTAN).

Mais, il est facile de le voir, le point qu'il faudrait prouver et qui n'est guère susceptible d'une démonstration, c'est précisément celui sur lequel on s'appuie. Comment affirmer, en présence d'une cicatrice sous-épicardique, qu'il y a eu à ce niveau une éraillure même superficielle, quand on sait que tant de causes peuvent amener la production d'un nodule scléreux sur le péricarde viscéral ?

Concluons donc que si la curabilité est possible (comme cela a peut-être eu lieu dans une observation bien connue de M. LABOULBÈNE), elle est assurément exceptionnelle, puisque la lésion reconnaît pour cause la plus grave des altérations du myocarde et de ses artères, altération qui semble bien incompatible, non seulement avec la cicatrisation, mais encore et surtout avec une survie de quelque durée.

CHAPITRE V

RUPTURE DES VAISSEAUX CORONAIRES

Sous ce titre, nous dirons quelques mots de certains faits rares qui en eux-mêmes n'offrent qu'un simple intérêt de curiosité, mais qui, rapprochés de la rupture cardiaque, avec laquelle ils peuvent d'ailleurs se combiner, prennent une réelle importance, notamment au point de vue de la connaissance des épanchements progressifs du péricarde.

I

RUPTURE DES ARTÈRES CORONAIRES.

Historique. — C'est encore à MORGAGNI que nous devons la mention des deux premiers cas connus de rupture des artères coronaires.

SÉNAC en rapporte aussi un fait chez une femme de cinquante ans.

OTTO, dans son Traité d'anatomie pathologique (Berlin 1830), parle de la rupture d'un anévrysme de la coronaire gauche. Cette observation provient des Mémoires de la Société de médecine d'Helsingfors et a été recueillie par HEDLUNG.

Mais le travail le plus complet que nous possédions sur le sujet qui nous occupe maintenant est celui d'ARAN[1] (*Archives de médecine*, 1847), qui rassembla et étudia les quelques faits connus de rupture des vaisseaux du cœur.

Après lui nous ne connaissons que deux auteurs

1. Voici le résumé des cas rapportés par ARAN :

a) *Cas de* KRAMER. Individu de soixante-dix-huit ans. Pris d'agitation la nuit, avec douleurs interscapulaires. Mort subite trois jours après, pendant la défécation. A l'autopsie, hémopéricarde et rupture d'une des coronaires.

b) *Cas de* D. FISCHER. Soldat bien portant. Mort subite après dîner. Hémopéricarde. Rupture d'une branche des coronaires.

c) *Cas de* BOUGON. Ancien militaire. Excès de toute sorte. Nombreuses maladies infectieuses antérieures. Douleurs thoraciques et palpitations quatre ans avant la mort. Celle-ci fut précédée pendant quelque temps par des phénomènes angineux et par de l'arythmie cardiaque, et se produisit subitement, accompagnée d'une douleur dans le rachis, allant du sacrum à l'occiput. A l'autopsie, hémopéricarde supra-aortique athéromateux. Pas de lésions du cœur. Rupture d'un anévrysme de la coronaire droite.

d) *Cas de* PESTE. Homme de soixante-dix-sept ans, qui offrit à l'autopsie une rupture du ventricule gauche, en même temps qu'une rupture de la coronaire gauche anévrysmatique, cette dernière oblitérée par des caillots. Pour ARAN il y a eu évolution en deux temps. Effraction coronaire dont l'orifice a pu se boucher spontanément, puis effraction cardiaque mortelle. Cette opinion n'a rien d'inadmissible dans ce cas.

qui aient relaté des faits de quelque intérêt. Heuze d'abord[1] (*Bulletins de l'Académie royale de médecine de Belgique*) et Boys de Loury[2] (*Gazette de médecine et de chirurgie*, 1859).

Considérations spéciales. — Plus encore que la cardiorrhexie, la rupture des artères coronaires est l'apanage des *gens âgés*. Dans le seul cas cité où elle s'est produite à une période peu avancée de la vie il s'agissait d'un individu atteint de cachexie très profonde (Paludisme, Obs. de Heuze), condition

1. Voici le résumé du cas célèbre de Heuze.

W... Léopold, vingt-un ans. A trois reprises, accidents paludéens. Trois mois avant la mort, début d'une cachexie palustre très profonde (anasarque, ascite, pas d'albuminurie), enfin mort subite. A l'autopsie, hémopéricarde d'un litre. Cœur 192 grammes. Adipose très marquée. Aucune lésion valvulaire ou cavitaire. Cinq anévrysmes superficiels des branches artérielles coronaires dont un ouvert (correspondant à l'union du tiers supérieur et des deux tiers inférieurs du bord droit du cœur).

2. Les points intéressants de cette observation sont les suivants :

Femme de soixante ans. Entrée pour des douleurs dans la jambe droite sans altérations appréciables. Mort subite en dix minutes, sans *rien*, en silence. Pas de lésions des viscères autres que le cœur. Celui-ci, de forme et de volume normaux, offre à la partie postérieure du sillon auriculo-ventriculaire gauche une fissure cruciale. Au-dessous de celle-ci, rupture incomplète communiquant avec la branche coronaire correspondante. Hémopéricarde n'atteignant pas 200 grammes. Boys de Loury attribue les accidents à un ramollissement gris généralisé.

éminemment favorable à la genèse de graves altérations artérielles.

La lésion qui nous occupe est *plus fréquente chez l'homme* que chez la femme. Contrairement à ce que nous avons vu pour la rupture du cœur, les chiffres ici sont absolument significatifs.

Disons aussi que dans la *moitié des faits connus*, l'effraction artérielle avait été préparée par une *dilatation anévrysmale*, et que *deux fois le cœur* lui-même *avait cédé* en même temps que l'un des vaisseaux nourriciers.

A en juger par les faits de KRAMER, BOUGON et PESTE, il y a tout lieu de croire que les *phénomènes prémonitoires* ne sont pas rares; ils offrent, et cela se conçoit facilement, de grandes analogies avec ceux de la cardiorrhexie. La *terminaison* d'ailleurs est la même dans les deux cas. Toutefois l'*hémorrhagie semble pouvoir s'arrêter* par production d'un caillot fibrineux (Obs. de PESTE), mais c'est là un fait qui aurait besoin d'être contrôlé.

II

RUPTURE DES VEINES CORONAIRES.

Nous n'avons pu rassembler que trois cas de cette lésion très rare. Deux sont tirés du travail d'Aran déjà cité[1], l'autre a déjà été publié par Albert Robin[2].

Ces trois cas sont tous dissemblables. Deux fois il s'est agi de la rupture d'une branche coronaire, une fois (Obs. 12) de la rupture de la grande veine cardiaque. Dans une observation, le ventricule gauche, lui aussi, avait cédé.

Nous n'essayerons pas de tenter la moindre *esquisse symptomatologique*, puisque nos documents ne sont pas comparables. Mais nous profiterons des deux faits où la mort n'a pas été subite pour saisir sur le vif certains signes de l'hémopéricarde progressif, qui sont rarement observés et observables.

1. Relevons les particularités intéressantes de ces deux cas :

a) *Cas d'*Albers (*de Bonn*). Homme de quarante-huit ans, souffrant depuis longtemps d'oppression et de toux. Mort subite. Hémopéricarde. Ectasie veineuse généralisée. Une des veines amincie et rompue. Cœur petit et graisseux.

b) *Cas de* Mac Lagan. Femme de soixante-quinze ans bien portante. Syncope subite, puis retour de la connaissance (avec pâleur, refroidissement des extrémités, etc.). Pas de douleur, mais sentiment de gêne intra-thoracique. Mort une heure après avec une respiration faible, mais régulière, et une augmentation considérable de la matité précordiale. *Autopsie.* Hémopéricarde de dix onces. Deux ruptures du ventricule gauche, dont l'une communiquant avec une des veines coronaires.

2. Albert Robin. *Société médicale des hôpitaux*, 1885, et *Clinique et thérapeutique médicales*. Paris, 1887.

Ainsi *notons dans l'observation de Maclagan* : le début brusque par syncope; puis le retour à la connaissance (probablement par arrêt de l'hémorrhagie sous l'influence du raptus subit), enfin l'augmentation progressive de la matité précordiale, coïncidant avec des signes d'anémie de plus en plus marqués et l'intégrité du rythme respiratoire.

Malheureusement l'effraction concomitante de la paroi cardiaque ôte beaucoup d'intérêt à la portée de ce fait.

Dans notre observation XII, au contraire, la pureté de la lésion lui donne toute la valeur d'une expérience bien faite.

Voici du reste ce qu'ALBERT ROBIN faisait remarquer à propos de ce cas unique jusqu'à présent dans la science :

« Je n'insisterai pas sur l'affection cardiaque génératrice : elle était de vieille date, d'origine rhumatismale, et présentait cette rare coïncidence d'une endocardite tricuspidienne et mitrale. C'est aux conditions nouvelles créées dans la circulation intra-cardiaque par cette endocardite ayant abouti à une double insuffisance que j'attribue la dilatation comme variqueuse de la veine coronaire, qui s'est ulcérée et rompue ainsi qu'il arrive aux varices des membres.

Au moment de la rupture, quand une petite quantité de sang s'est brusquement épanchée dans le péricarde, il y a un accès d'orthopnée subite, avec extinction de la voix et refroidissement des extrémités. En même temps, le malade perçoit au niveau du cœur une vive douleur qui s'irradie dans le dos et s'accompagne d'une sensation de plénitude et de battement. La face reflète une profonde angoisse; la pupille se dilate.

Le cœur se met à battre avec une incroyable énergie; tout le côté gauche de la poitrine est soulevé en masse par des palpitations tumultueuses coupées de nombreux faux pas. Le pouls faible et fuyant monte à 200 et devient incomptable.

A l'auscultation du cœur, on perçoit des bruits singuliers, dont le maximum est à la pointe et qu'on ne saurait mieux comparer qu'à un clapotement qui semble plus lent que les bruits valvulaires et se passerait, par conséquent, en dehors du cœur.

Et tout s'aggrave peu à peu ; la figure devient cireuse, le bruit de clapotement s'atténue puis disparaît, les battements se précipitent et s'affaiblissent, et la mort survient en huit heures.

Tel est, au moins, l'ensemble symptomatologique présenté par la malade qui nous fournit un tableau très complet des symptômes de l'épanchement progressif du sang dans le péricarde. Cette symptomatologie si particulière diffère en tous points de

celle que nous avons attribuée plus haut à la rupture du cœur ; elle nous confirme encore que, dans
cette dernière, les phénomènes douloureux qui
dominent la scène sont bien dus à la déchirure
même des fibres cardiaques, puisque l'épanchement sanguin dans le péricarde se manifeste par
des caractères d'un tout autre ordre. »

A. — Tableau des principaux cas de ruptures spontanées du cœur mentionnées par les auteurs.

1° — Ruptures du ventricule gauche.

NUMÉROS	AUTEURS	SEXE	AGE	NOMBRE DE RUPTURES	ÉTAT DES CORONAIRES	ÉTAT DU CŒUR
1	Archambault.	M	84	1	»	Dégénérescence graisseuse.
2	Bagshawe.	M	»	1	Athérome.	Adipose (*anévrysme pariétal rompu*).
3	Baldwin.	M	54	1	»	Adipose.
4	Baly.	F	52	1	Athérome.	Adipose.
5	Barton.	M	»	1	»	Myocarde pâle, friable.
6	Bary.	F	72	1	»	»
7	Beck.	M	71	1	»	Adipose et ramollissement du myo-carde.

NUMÉROS	AUTEURS	SEXE	AGE	NOMBRE DE RUPTURES	ÉTAT DES CORONAIRES	ÉTAT DU CŒUR
8	Beck.	F	60	1	Thrombose.	»
9	id.	M	»	1	id.	»
10	Bergeon.	F	75	2	»	Hypertrophie. Ramollissement.
11	Berne.	M	78	2	Athérome.	Adipose.
12	Bertin.	F	71	2	»	Adipose (*une rupture incomplète* en plus).
13	Bohn.	M	»	1	»	»
14	Brault et Levêque.	M	88	1	Thrombose de cor. gauche.	»
15	Budor.	M	54	1	Thrombose de cor. gauche.	Hypertrophie.
16	Campbell.	M	73	1	Ossification de cor. gauche.	Ramollissement rouge. Hypertrophie. Dilatation. Lésions mitrales et aortiques.

NUMÉROS	AUTEURS	SEXE	AGE	NOMBRE DE RUPTURES	ÉTAT DES CORONAIRES	ÉTAT DU CŒUR
17	Colin et Tachard.	M	72	1	Athérome.	Adipose.
18	Corley.	M	70	1	»	Adipose.
19	Coupland.	M	65	1	Athérome.	Adipose. Ramollissement.
20	Cruveilhier.	F	de 40 à 50 ans.	2	»	Adipose.
21	id.	F	75	2	»	Hypertrophie.
22	id.	F	86	2	»	Adipose.
23	Damaschino et Duplaix.	F	74	2	Thrombose de c. gauche.	Adipose. Diverses lésions histologiques.
24	Dandrige.	F	50	1	»	Dégénérescence graisseuse. Sclérose au point rompu.
25	Danner.	M	79	1	»	Hypertrophie. Etat gélatineux.
26	Davezac.	M	71	1	Thrombose.	»

NUMÉROS	AUTEURS	SEXE	AGE	NOMBRE DE RUPTURES	ÉTAT DES CORONAIRES	ÉTAT DU CŒUR
27	Decornière.	F	69	1	Athérome.	Adipose.
28	De Font-Réaulx.	M	74	1	Sténose et calcification.	Dégénérescence graisseuse légère.
29	Denouh.	F	73	1	»	Apoplexie cardiaque. Adipose.
30	Dezeimeris.	F	65	1	»	Rétrécissement aortique.
31	Dodeuil.	M	76	1	»	Ramollissement hémorrhagique. Adipose.
32	Doléris.	M	75	1	Thrombose.	»
33	Dransart.	F	70	1	Thrombose de c. droite.	»
34	Draper.	F	64	1	Athérome.	Ramollissement.
35	Dunlop.	F	65	2	»	Ramollissement et dégénérescence graisseuse.
36	Durand-Fardel.	F	75	1	»	Ramollissement hémorrhagique.

NUMÉROS	AUTEURS	SEXE	AGE	NOMBRE DE RUPTURES	ÉTAT DES CORONAIRES	ÉTAT DU CŒUR
57	Durand-Fardel.	F	60	1	»	Ramollissement rouge.
58	id.	F	72	1	»	Adipose. État jaunâtre avec infiltration sanguine.
59	Elléaume.	F	70	1	Ossification, oblitération de c. gauche.	Adipose.
40	id.	M	50	»	»	*Hydatides.*
41	id.	M	75	3	Artère coronaire antérieure dilatée.	Atrophie. Adipose.
42	Féré.	F	82	1	Calcification. Thrombose d'une branche de c. gauche.	Infarctus. Ossification de l'anneau mitral. Athérome mitral.
43	id.	F	71	1	Athérome.	Péricardite récente. Ossification de l'anneau mitral.
44	Féréol et Cauchois.	M	78	1	Athérome.	Adipose.

NUMÉROS	AUTEURS	SEXE	AGE	NOMBRE DE RUPTURES	ÉTAT DES CORONAIRES	ÉTAT DU CŒUR
45	Fergusson.	M	»	1	»	Myocardite généralisée.
46	Fleury.	M	80	»	»	(Athérome généralisé.)
47	Foulis.	M	47	1	Athérome.	Hypertrophie. Ramollissement.
48	Fränkel.	M	50	1	Thrombose.	Adipose.
49	Gâchet.	F	52	1	»	Hypertrophie. Ramollissement hémorragique.
50	Garnier.	F	71	1	»	Adipose. Hypertrophie. Ramollissement rosé. Dégénérescence granulo-graisseuse.
51	Gombault et Pilliet	F	89	1	Thrombose de rameaux des 2 coronaires.	Atrophie pigmentaire. Adipose. Infarctus.
52	id.	F	âgée.	1	Thrombose de rameaux des 2 coronaires.	Adipose modérée. Atrophie pigmentaire. Infarctus.

NUMÉROS	AUTEURS	SEXE	AGE	NOMBRE DE RUPTURES	ÉTAT DES CORONAIRES	ÉTAT DU CŒUR
53	Grant.	M	50	1	»	»
54	Green.	M	60	1	Athérome.	Hypertrophie.
55	Hadden.	M	50	1	»	Adipose.
56	Hallopeau.	M	62	1	»	Adipose. Ramollissement.
57	Hawtrey Benson.	M	64	1	»	Ramollissement.
58	Hertz.	F	85	1	Athérome.	Hypertrophie. Adipose.
59	Hills.	M	61	1	Athérome.	Adipose.
60	Holmes Coote.	F	82	1	»	Dégénérescence graisseuse.
61	Hooper.	F	»	1	Athérome.	Adipose.
62	Hufeland.	M	68	1	»	(*Angor pectoris.*)

NUMÉROS	AUTEURS	SEXE	AGE	NOMBRE DE RUPTURES	ÉTAT DES CORONAIRES	ÉTAT DU CŒUR
63	Jelowlees.	F	70	1	Thrombose.	»
64	Joffroy.	F	89	2	Calcification.	Altération graisseuse du cœur.
65	Klippel.	F	59	1	Athérome.	Adipose.
66	id.	F	77	1	id.	Ramollissement.
67	id.	F	75	1	Pas de lésions.	Ancien foyer caséeux de nature impossible à déterminer.
68	Laboulbène et Labarraque.	F	71	1	Athérome.	Adipose.
69	Lacanal.	F	58	1	Ossification et sténose.	»
70	Lacaze–Duthiers.	F	78	1	»	»
71	Lacrousille.	F	75	1	»	Hypertrophie. Adipose. Dégénérescence graisseuse.
72	Lancereaux.	M	79	1	»	Adipose. Foyers hémorrhagiques.

NUMÉROS	AUTEURS	SEXE	AGE	NOMBRE DE RUPTURES	ÉTAT DES CORONAIRES	ÉTAT DU CŒUR
73	Larcher.	M	71	1	»	Adipose. Ramollissement hémorrhagique.
74	Le Piez.	M	81	1	Sténose.	Adipose.
75	Lévi Moore.	M	»	1	»	»
76	Liouville.	F	85	1	Athérome.	»
77	Little.	M	65	1	Athérome.	Adipose.
78	Lowe	F	66	1	»	Adipose. Ramollissement.
79	Lund et Heiberg.	M	61	1	Thrombose de la branche allant à la rupture.	»
80	Macandrew.	M	70	2	»	Induration de la mitrale.
81	Mackensie.	M	75	1	»	Dégénérescence graisseuse.

NUMÉROS	AUTEURS	SEXE	AGE	NOMBRE DE RUPTURES	ÉTAT DES CORONAIRES	ÉTAT DU CŒUR
82	Macleod.	M	58	1	Athérome.	Adipose.
83	Malassez.	F	52	1	»	*Hémorrhagie du myocarde.*
84	Malmsten.	M	66	1	Thrombose.	Ramollissement.
85	Maret.	F	78	1	»	Ramollissement. Insuffisance aortique.
86	Marquis.	F	79	1	Coronaires saines (??).	Adipose.
87	Martini.	M	54	1	»	Hypertrophie.
88	Mascarel.	F	76	1	»	Ramollissement hémorrhagique.
89	Mathews.	M	»	1	»	Adipose.
90	May.	M	61	2	»	Adipose.
91	Meade.	M	88	1	»	Adipose. Ramollissement. (*Rupture d'un anévrysme pariétal.*)

NUMÉROS	AUTEURS	SEXE	AGE	NOMBRE DE RUPTURES	ÉTAT DES CORONAIRES	ÉTAT DU CŒUR
92	Ménard.	F	61	1	Thrombose.	»
93	Meyer.	M	62	1	Thrombose.	Adipose. Hypertrophie. Dégénérescence graisseuse. Lésions valvulaires.
94	id.	M	59	plu-sieurs	Thrombose de la coron. gauche.	Dégénérescence graisseuse. Adipose du ventricule gauche. (*Anévrysme pariétal rompu.*)
95	id.	F	48	1	Athérome.	Hypertrophie. Dégénérescence graisseuse. Induration de la mitrale.
96	id.	M	vieux.	plu-sieurs	»	(*Anévrysme pariétal rompu*). Dégénérescence graisseuse.
97	id.	M	47	1	»	Myocardite chronique (diagnostic de Buhl).
98	Mickle.	F	70	1	»	Myocarde gras (surtout le ventricule gauche).
99	Mollière.	F	54	1	Thrombose.	»
100	Moutard-Martin.	F	67	1	»	Ramollissement.

NUMÉROS	AUTEURS	SEXE	AGE	NOMBRE DE RUPTURES	ÉTAT DES CORONAIRES	ÉTAT DU CŒUR
101	Morgagni.	F	75	1	»	Adipose. Ossification de l'anneau mitral.
102	Moxon.	M	»	1	Athérome.	»
103	Naret.	F	78	1	»	Dilatation aortique. Insuffisance aortique.
104	Nason.	M	72	3	Ossification.	»
105	Nichols.	M	74	1	»	Ramollissement.
106	Olmi.	M	60	1	»	Hypertrophie (*Angor pectoris*).
107	Padieu.	M	78	1	»	Adipose.
108	Perrochaud.	F	âgée.	1	»	Sclérose. Coloration jaune bois près de la rupture.
109	Peter.	M	63	1	Thrombose.	Infarctus myocardique.
110	Ploucquet.	M	46	1	»	Hypertrophie (*Angor pectoris*).

NUMÉROS	AUTEURS	SEXE	AGE	NOMBRE DE RUPTURES	ÉTAT DES CORONAIRES	ÉTAT DU CŒUR
111	Pollock.	F	66	1	»	Adipose.
112	Prevost.	F	âgée.	1	»	Adipose. Hémorrhagies interstitielles.
113	Quain.	M	76	1	»	Adipose.
114	Albert Robin.	F	80	2	Athérome. Un peu de sténose des orifices.	Ramollissement. Endopériartérite et sclérose. Lésion segmentaire de MM. J. Renaut et Landouzy.
115	id.	F	78	1	Calcification.	Sclérose. Lésion segmentaire de M. J. Renaut.
116	id.	M	56	1	»	»
117	Albert Robin et Nicolle (M.).	F	76	1	Athérome.	Lésion segmentaire.
118	id.	M	84	1	Athérome.	Atrophie pigmentaire. Infarctus. Adipose.
119	id.	M	79	1	Athérome. Thrombose des artérioles de la pointe.	Surcharge graisseuse. Atrophie de la fibre musculaire.

NUMÉROS	AUTEURS	SEXE	AGE	NOMBRE DE RUPTURES	ÉTAT DES CORONAIRES	ÉTAT DU CŒUR
120	Albert Robin et Nicolle (M.).	M	72	1	Calcification.	Symphyse cardiaque presque complète masquant une rupture et en prévenant les conséquences.
121	Rochoux.	F	71	1	Calcification.	Ramollissement.
122	Roger.	F	60	1	Athérome.	Myocarde pâle et mou.
123	Simon.	F	vieille.	3	»	Ramollissement rouge. (*Trois éraillures superficielles en plus.*)
124	Simon (*homonyme du précédent*).	M	71	1	Athérome.	Dégénérescence graisseuse. Insuffisance mitrale.
125	Soulier.	F	82	1	Athérome.	Hypertrophie. Adipose. Ramollissement.
126	Steven.	M	60	1	Calcification.	Adipose. Ramollissement.
127	Stokes.	F	90	1	»	Adipose. Ramollissement.
128	Thompson.	M	55	1	»	Ramollissement.

NUMÉROS	AUTEURS	SEXE	AGE	NOMBRE DE RUPTURES	ÉTAT DES CORONAIRES	ÉTAT DU CŒUR
129	Tomkins.	F	63	1	»	Dégénérescence graisseuse au point ramolli. (*Rupture d'un pilier en plus.*)
130	Trier (cas de Panum).	M	64	2	Athérome.	Adipose.
131	Troisier.	M	89	1	Branche de la coronaire gauche oblitérée.	Hypertrophie. Ramollissement.
132	id.	M	70	1	Ossification de la coronaire gauche.	»
133	Vulpian.	F	75	1	Athérome.	Ramollissement.
134	Wardel.	M	âgé.	1	»	Ramollissement. (*Rupture d'un anévrysme pariétal.*)
135	Watson.	F	71	1	»	Adipose. Ramollissement.
136	Wescolt.	M	»	1	»	Dégénérescence graisseuse. (*Rupture d'un pilier en plus.*)

NUMÉROS	AUTEURS	SEXE	AGE	NOMBRE DE RUPTURES	ÉTAT DES CORONAIRES	ÉTAT DU CŒUR
157	Wilks.	F	63	1	Calcification.	Adipose. Ramollissement.
158	Wiltshire.	F	52	2	»	»
159	Winsor.	M	62	1	Thrombose.	»

2° Ruptures du ventricule droit.

NUMÉROS	AUTEURS	SEXE	AGE	NOMBRE DE RUPTURES	ÉTAT DES CORONAIRES	ÉTAT DU CŒUR
1	Barclay.	F	47	3	»	Ramollissement.
2	Blandfort.	M	71	1	»	»
3	Brault.	M	très vieux.	1	Thrombose et sténose énorme du rameau descendant de la coronaire gauche.	Infarctus hémorrhagique.
4	Clark.	F	60	1	»	»

NUMÉROS	AUTEURS	SEXE	AGE	NOMBRE DE RUPTURES	ÉTAT DES CORONAIRES	ÉTAT DU CŒUR
5	Davis.	F	64	1	Athérome.	Hypertrophie. Insuffisance aortique.
6	Green.	M	77	1	Athérome.	Ramollissement.
7	Gregoric.	F	49	1	»	*Gomme du cœur ramollie.*
8	Hazon.	M	60	1	»	Hypertrophie. Ramollissement.
9	Hughes.	M	»	1	»	Ramollissement. Insuffisances pulmonaire et tricuspide.
10	Lausing.	M	74	1	Athérome.	Hypertrophie. Adipose.
11	Lowe.	M	65	2	»	»
12	Meyer.	F	45	»	»	Myomalacie. Dégénérescence graisseuse.
13	id.	M	68	1	»	Dégénérescence graisseuse. Insuffisance et rétrécissement aortiques.
14	Mickle.	F	70	»	»	Dégénérescence graisseuse.

NUMÉROS	AUTEURS	SEXE	AGE	NOMBRE DE RUPTURES	ÉTAT DES CORONAIRES	ÉTAT DU CŒUR
15	Nichols.	M	43	1	»	»
16	Page.	M	66	2	»	Ramollissement. Calcification de la tricuspide.
17	Philipps.	F	70	1	»	Induration mitrale et tricu-pidienne.
18	Potain.	M	45	2	»	(*Anévrysme cardiaque.*)
19	Smith.	M	»	1	»	»
20	Van Giesen.	M	65	1	»	»

3° Ruptures simultanées des deux ventricules.

NUMÉROS	AUTEURS	SEXE	AGE	NOMBRE DE RUPTURES	ÉTAT DES CORONAIRES	ÉTAT DU CŒUR
1	Ashburner.	M	»	4	»	Ramollissement.
2	Champeil.	F	78	2	Athérome.	Dégénérescence graisseuse.

NUMÉROS	AUTEURS	SEXE	AGE	NOMBRE DE RUPTURES	ÉTAT DES CORONAIRES	ÉTAT DU CŒUR
3	Elléaume.	M	84	3	Ossification de la coron. antérieure.	»
4	Stevenson.	M	65	4	»	Adipose et ramollissement.

4° RUPTURES DE L'OREILLETTE DROITE.

NUMÉROS	AUTEURS	SEXE	AGE	NOMBRE DE RUPTURES	ÉTAT DES CORONAIRES	ÉTAT DU CŒUR
1	Beckett.	M	50	1	»	Ossification des valvules du cœur.
2	Duffey.	M	65	1	»	Adipose. Hypertrophie.
3	Hershell.	F	50	1	»	Plaques de dégénérescence graisseuse dans le myocarde.
4	Jeffery.	M	28	1	»	»
5	Medical – Times (1861).	M	de 30 à 40 ans.	1	»	Alcoolisme chronique.
6	Tenison.	M	55	2	»	Ramollissement.

NUMÉROS	AUTEURS	SEXE	AGE	NOMBRE DE RUPTURES	ÉTAT DES CORONAIRES	ÉTAT DU CŒUR
7	Townsend.	M	65	1	»	»
8	Vedié.	F	»	1	»	Athérome généralisé.

5° Ruptures de l'oreillette gauche.

1. Clapton. — Femme de 61 ans. — Rupture unique.   } *Sans détails.*
2. Handfort. — Homme de 40 ans. — Rupture unique.

6° Ruptures complexes.

1. Besnier. — Homme de 63 ans. — Rupture du ventricule droit et d'un anévrysme aortique. Cœur hypertrophié et mou.
2. Boys de Loury. — Femme de 60 ans. — Rupture du sillon auriculo-ventriculaire et d'une coronaire. Myocarde ramolli.
3. Mac Lagan. — Femme de 75 ans. — Rupture du cœur et d'une des veines coronaires.
4. Peste. — Homme de 77 ans. — Rupture du cœur et de la coronaire gauche (anévrysmatique).

B. — Tableau de quelques cas de rupture des vaisseaux coronaires.

1° Ruptures des artères coronaires.

1. Boys de Loury. — Femme de 60 ans. — Rupture de la coronaire droite (branche équatoriale) et du sillon auriculo-ventriculaire gauche.
2. Pougon. — Homme âgé. — Rupture d'un *anévrysme* de la coronaire droite.
3. Fischer trouve chez un homme une rupture d'une des branches coronaires.
4. Heuze. — Homme de 21 ans. — Rupture d'un *anévrysme* développé sur une des branches des coronaires. — Autres anévrysmes concomitants.
5. Kramer. — Sujet de 78 ans. — Rupture d'un rameau artériel cardiaque.
6. Otto. — Homme âgé. — Rupture d'un *anévrysme* de la coronaire gauche.
7. Peste. — Homme de 77 ans. — Rupture d'un *anévrysme* de la coronaire gauche et rupture simultanée du ventricule gauche.
8. Senac. — Femme de 50 ans. — Rupture d'une artère coronaire.

2° Ruptures des veines coronaires.

1. Albers (de Bonn.). — Homme de 48 ans. — Rupture d'une branche veineuse.
2. Mac Lagan. — Femme de 75 ans. — Rupture d'une veine et ruptures concomitantes du ventricule gauche.
3. Albert Robin. — Femme de 28 ans. — Rupture de la grande veine coronaire.

CONCLUSIONS

Laissant de côté la rupture des vaisseaux coronaires et certains cas exceptionnels de cardiorrhexie, nous résumerons ainsi le résultat de nos recherches comparées à celles des autres auteurs :

I

Généralement *unique* et assez *longue*, la rupture siège le plus souvent au niveau du *ventricule gauche* : dans les *deux tiers inférieurs* de celui-ci, *près* de la *cloison*, et plutôt à la *face antérieure*.

Complète, la perte de substance présente deux orifices dont l'externe est habituellement le plus grand ; *incomplète*, elle ne se traduit que par une effraction épicardique ou endocardique suivie d'un court trajet ; dans l'une comme dans l'autre éventualité, les parties malades plongent au sein d'une infiltration hémorrhagique et sont constituées par du tissu myocardique d'apparence variable mais toujours très modifié dans ses caractères extérieurs.

L'état du cœur sur lequel s'est produite la lésion,

peut offrir *toutes les variétés de lésions imaginables,* mais c'est la surcharge graisseuse qui s'observe le plus fréquemment.

L'*athérome des coronaires* semble constant; la *thrombose* est assez souvent mentionnée par les auteurs.

Enfin la quantité de sang épanché dans le péricarde se montre très différente suivant les cas.

II

L'*étude histologique* de la cardiorrhexie, telle que nous l'avons faite, montre que celle-ci s'est produite au sein d'un tissu qui présente tous les *caractères d'un infarctus viscéral* (nécrobiose des faisceaux musculaires et du stroma conjonctivo-vasculaire; infiltration leucocytique, etc.).

Ces *caractères,* nous les avons toujours rencontrés *identiques,* aussi bien dans les cas de *rupture complète* que dans les cas de *rupture incomplète.*

III

Nos observations nous autorisent donc à ne voir dans l'effraction des parois cardiaques que le résultat d'une *mortification, due* elle-même *à une thrombose artérielle.*

Cette conception pathogénique nous semble concorder pleinement avec les faits rapportés par les auteurs. Elle *corrobore* et *complète* les idées émises jadis par Barth et reprises par les auteurs contemporains.

IV

La rupture du cœur est *loin de se manifester* dans tous les cas par la *mort subite pure et simple*. Il existe souvent une *période prodromique* dont la durée peut atteindre plusieurs jours. Cette période correspond à l'évolution de certains signes dont les plus importants sont : l'*angine de poitrine* (thoracique ou épigastrique) ; la *douleur scapulaire gauche*, intense et persistante ; enfin les *syncopes*.

L'apparition inopinée, l'allure paroxystique et la sédation temporaire *des accidents angineux* pendant une première phase ; leur subintrance et leur marche rapidement fatale par la suite, leur donnent une *valeur séméiotique indéniable*.

V

La cardiorrhexie étant essentiellement une « *rupture de faiblesse* », les *phénomènes mécaniques* ne jouent qu'un rôle très effacé dans sa production. On ne saurait non plus leur attribuer l'apparition des accidents angineux.

D'autre part, l'*hémopéricarde* et l'*anémie cérébrale*

ne semblent avoir qu'une influence très contestable sur la *production de la mort subite*.

C'est donc du côté de la *thrombose coronaire* qu'on doit chercher l'explication de l'angor pectoris et de la syncope terminale, — et de fait, cette lésion rend merveilleusement compte de ces deux symptômes.

VI

Même incomplète, la rupture ne paraît *guère susceptible* d'une guérison spontanée.

Observation I.

Vve R.. 76 *ans*, trouvée morte dans sa chambre le 6 juillet 1886, se portait bien la veille. Cette malade se plaignait de temps en temps de palpitations et d'essoufflement. Nous n'avons pu recueillir d'autres renseignements sur elle.

Autopsie le 7 juillet 1886.

Péricarde. — Distendu, présente avant l'ouverture, une coloration bleuâtre due au sang qu'il contient et qu'on aperçoit par transparence. La cavité péricardique est remplie de caillots gelée de groseille qui ont exprimé en partie leur sérum. Sur un poids total de 500 grammes, on peut déduire 200 grammes de liquide environ.

Cœur. *Face antérieure.* — Le ventricule droit est flasque et affaissé, le gauche tendu et bombé.

Mensurations :

Largeur du sillon auriculo-ventriculaire	12	centimètres.
Hauteur des ventricules . .	11	--
Largeur maxima du ventricule droit.	12	—
Largeur maxima du ventricule gauche.	5	—
Largeur des oreillettes. . .	9	—
Hauteur — . . .	4	—

Adipose énorme sur le ventricule droit, masquant entièrement le tissu musculaire ; surcharge grais-

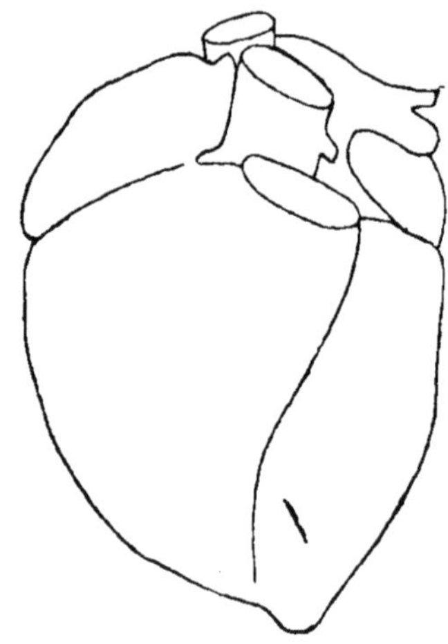

Fig. 1.

seuse encadrant le ventricule gauche et laissant au milieu de sa face antérieure un espace assez large, indemne de tissu adipeux, *espace où se voit précisément la rupture.*

Celle-ci est longue de 2 centimètres. Le cœur

étant placé verticalement, elle se dirige en bas et à gauche. Ses lèvres entr'ouvertes sont irrégulières, finement déchiquetées et laissent apercevoir un caillot.

Au-dessus d'elle et plus près du sillon ventriculaire antérieur, se voit une ecchymose double composée de deux saillies du volume d'un gros pois chacune, réunies par une portion étranglée qui se trouve juste dans l'axe prolongé de la rupture.

Face postérieure. — La graisse est ici beaucoup moins abondante. Pas de traces d'ecchymose.

Mensurations :

Largeur du sillon auriculo-ventriculaire..	12	centimètres.
Hauteur des ventricules . .	10	—
Hauteur des oreillettes. . .	4	—
Largeur maxima du ventricule gauche..	7	—
Largeur maxima du ventricule droit..	5	—

Le ventricule droit, très affaissé, offre l'image d'une gouttière longitudinale, bordée de graisse dans une largeur de 1 centimètre environ, en tous sens, de sorte qu'il ne reste de tissu myocardique apparent qu'une bande longue de 8 centimètres et large de 2 environ. Le ventricule gauche offre aussi une bordure adipeuse de dimensions à peu près égales, mais celle-ci manque à la partie supérieure du bord gauche.

Bords. — Le bord droit est réduit à une languette graisseuse flottante. Le gauche, tendu, n'est adipeux que dans ses deux tiers inférieurs.

Cavité du cœur gauche. — On y retrouve l'orifice de la fissure, peut-être un peu plus large qu'au dehors, en un point voisin de la cloison. Un petit caillot du poids de 4 grammes est adhérent à ses lèvres. Le ventricule, l'oreillette et les orifices, n'offrent rien d'anormal. Athérome modéré de l'origine de l'aorte.

Cavité du cœur droit. — Rien à noter.

Artères coronaires. — Athéromateuses.

Myocarde. — Pâle, mou, flasque, sans îlots scléreux visibles à l'œil nu.

Épaisseur maxima :

> Ventricule droit.   7 millimètres (deux tiers de graisse).
>   — gauche.   1 centimètre et demi.

Aorte thoracique. — Athéromateuse.

Poumons. — Emphysémateux. Léger degré de congestion et d'œdème.

Reins. — Petits ; capsule plissée mais facile à enlever. Le cortex paraît malade.

Foie. — Aspect normal : décomposition cadavérique assez prononcée, de même que dans les reins.

L'*examen histologique* n'a pas été méthodiquement pratiqué. Tout ce que nous pouvons affirmer à cet égard, c'est qu'il existait dans l'épaisseur des parois ventriculaires gauches un degré très accentué de segmentation des fibres myocardiques.

Observation II.

C.-B. François, quatre-vingt-quatre ans, entré le 20 avril 1886. Salle Labric n° 2. Service de M. Albert Robin.

Antécédents héréditaires. — Père mort à soixante-douze ans d'une rétention d'urine. Mère morte à soixante-quinze ans de sénilité. Deux sœurs mortes à dix-sept ans, les autres frères et sœurs morts de vieillesse.

Antécédents personnels. — Un fils mort à quarante-deux ans, diabétique. Paraît avoir eu la syphilis en 1828. A cinquante ans, phénomènes cérébraux très graves guéris rapidement (syphilis cérébrale (?). Hydrocèle en 1852.

Nie tout alcoolisme.

Commémoratifs. — Entré pour une diarrhée qui dure depuis deux mois, diarrhée intense, mais indolore. Il a, dit-il, rendu plusieurs fois des matières noires, comparables à du goudron. Depuis deux jours cependant, il n'a pas été à la selle. Tousse un peu et se dit très affaibli.

Examen à l'entrée. — Facies couperosé. Ectasic veineuse très marquée au nez et aux joues. Gérontoxon énorme. Cataracte gauche, peu intense, ambrée, avec mydriase assez marquée. Mydriase beaucoup plus légère à droite.

Pointe du cœur dans le cinquième espace au niveau du mamelon. Bruits un peu sourds à la pointe. A la base, le deuxième bruit aortique a un caractère tympanique.

Pouls ample, régulier, assez résistant (artère dure).

Poumons simplement emphysémateux. Rien à noter à l'abdomen sinon la présence de deux petites hernies inguinales.

Veines du membre supérieur très apparentes. Paume de la main très rouge.

Varicosités énormes au membre inférieur. Pas de rhumatisme chronique.

Anorexie, quoique la langue soit bonne ; insomnie, céphalalgie légère pendant la nuit. Vue bonne, lit sans lunettes. Prostatique sans rétention (mictions fréquentes, etc.).

Hyperthermie sans cause bien appréciable.

Jusqu'au 3 mai. — Diarrhée modérée qui va et vient. Quelques sibilances dans les poumons. Aujourd'hui pouls lent.

Le 14 mai au matin. — A eu hier soir un frisson. Ce matin, langue sèche. Pouls lent, petit, dépressible. La diarrhée qui avait cessé a repris cette nuit. Râles sous-crépitants fins à la base gauche ; râles plus gros, moins abondants, plus disséminés à la base droite. Douleur épigastrique (éphémère, disparaît le soir même).

Le 15 mai. — Va mieux. Langue moins sèche. La diarrhée a disparu. Diminution notable des phénomènes stéthoscopiques.

Du 15 au 20 mai. — État général excellent (passe son temps à composer des poésies (?)). Se plaint de temps en temps d'une douleur au creux de l'estomac, soulagée quand il soulève ses draps.

Le 20 mai. — Commence à divaguer vers une heure de l'après-midi. Algidité progressive, sueurs froides très abondantes, pouls inappréciable. Mort à trois heures avec une pâleur énorme et sans convulsions.

Autopsie le 22 mai au matin.

Péricarde. — Sa cavité contient 45 grammes de caillots rouges.

Cœur. — Diminué de volume.

Face antérieure. — Le panicule adipeux sousépicardique, très développé, recouvre la face antérieure des gros vaisseaux, presque toute la face antérieure du ventricule droit et les deux tiers droits du ventricule gauche.

Mensurations (mêmes nombres en arrière) :

Hauteur des ventricules . . .	7 cent. 5
— oreillettes. . . .	4 centimètres
Largeur maxima de la base des ventricules	9 cent. 5
Largeur maxima du ventricule droit	4 centimètres
Largeur maxima du ventricule gauche.	5 cent. 5

Vu par la face antérieure du cœur, le ventricule

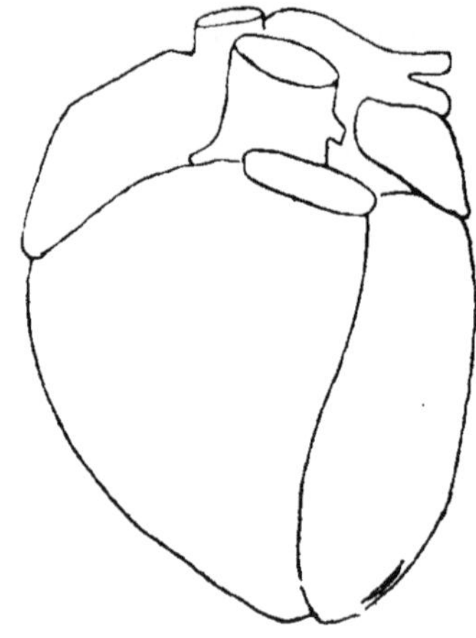

Fig. 2.

gauche semble plus grand d'un tiers que le ventricule droit.

La pointe du cœur et le bord gauche sont le siège de deux ecchymoses de grande dimension. A la pointe, la suffusion sanguine atteint 1 centimètre de hauteur au niveau du ventricule droit, 3 centimètres au niveau du gauche. Sur le bord gauche,

| | Maladie | | | | | | | | | | Hôpital | | |

Cours de la Maladie

| T. 80 P. 180 t 42° |

75	170	
70	160	41
65	150	
60	140	40
55	130	
50	120	39
45	110	
40	100	38
35	90	
30	80	37
25	70	
20	60	36
15	50	
10	40	35

Dates : 21/4 | 22 | 23 | 24 | 25 | 26 | 27 | 28 | 29 | 30 | | | 14/6

Observations : C. B. François. Obs. n° 2.

=

on constate une tuméfaction noir bleuâtre occupant ses trois quarts inférieurs.

Face postérieure. — La graisse recouvre la partie postérieure des oreillettes, les sillons, les ventricules dans une notable proportion, en les encadrant en tout sens. On retrouve encore ici, avec leurs mêmes caractères et une étendue à peu près égale, les ecchymoses que nous avons mentionnées tout à l'heure.

Bords. — Le bord droit est mince et adipeux. Le gauche ecchymosé offre deux nodules (vraies bosses sanguines) saillants, l'un à sa partie moyenne, l'autre près de la pointe et confondu avec la suffusion hémorrhagique de celle-ci. Ces deux nodules ont le volume d'un œuf de pigeon. Sur l'inférieur, se montre une fissure de 1 cent. 7 de long, oblique légèrement en bas et en avant, et laissant voir un caillot qu'elle contient. Celui-ci soulève le péricarde viscéral et les couches les plus superficielles du myocarde. Il n'y a point rupture complète du myocarde, car le foyer précédent étant lavé, on voit qu'il repose sur un fond de tissu musculaire, d'apparence normale, sauf en un point qui reste noir, mais dans lequel la dissection la plus attentive ne nous a révélé ni orifice musculaire béant, ni orifice vasculaire thrombosé.

Cavités cardiaques. — Rien à noter, sinon l'atrophie des muscles papillaires.

Coronaires. — Athéromateuses.

Myocarde. — Mou, très infiltré de graisse.

Apoplectique au niveau des ecchymoses.

Épaisseur maxima : ventricule droit, 6 millimètres (la plus grande partie due à de la graisse) ; ventricule gauche, 1 cent. 5.

Foie. — Un peu granuleux. Cardiaque.

Reins. — Interstitiels et congestionnés. Certain degré d'œdème.

Rate. — Molle, diffluente. Périsplénite.

Aorte. — Très athéromateuse.

Poumons. — Congestion intense aux bases. Emphysème aux lieux d'élection. — Rien d'anormal dans la cavité abdominale.

Examen histologique. — Il a porté sur un point de la paroi ventriculaire droite, sur un des piliers de la tricuspide, enfin sur deux fragments du ventricule gauche, au-dessus et au voisinage de la rupture.

a) *Ventricule droit.* — La *paroi* est le siège d'une surcharge graisseuse très marquée, non seulement sous le péricarde viscéral, mais encore le long des gaines vasculaires et jusque sous l'endocarde. Dans le *pilier* tricuspidien que nous avons étudié, l'adipose est limitée aux gaines périvasculaires, mais, par contre, les artérioles offrent de l'endartérite, lésion qui n'existait pas dans la paroi.

b) *Ventricule gauche*. — *Au-dessus de la rupture*, adipose et endartérite nettement accentuées.

Au voisinage, on remarque dans l'épaisseur du myocarde plusieurs foyers hémorrhagiques, près desquels les fibres montrent des lésions nécrobiotiques *absolument* analogues à celles qui seront décrites dans nos observations ultérieures.

Dans aucune des coupes qui précèdent, l'acide osmique ne révèle de dégénérescence graisseuse; dans toutes, on rencontre nettement l'atrophie pigmentaire des faisceaux musculaires.

Observation III.

R..., *soixante-dix-neuf ans*, entré le 9 décembre 1886. Salle Labric, n° 16. Service de M. Albert Robin.

Nous trouvons dans le *Cahier d'observations de l'année* 1884 les notes suivantes qui le concernent :

« Entré le 22 juillet pour des douleurs rhumatismales datant d'un mois et améliorées aujourd'hui. Marche difficile. État gastrique léger. Urines normales. Apyrexie. Pouls régulier.

« Sorti le 25 août dans un état satisfaisant.

« Il avait déjà eu dix ans auparavant des douleurs

qui l'avaient obligé à suspendre son travail, mais pour lesquelles il n'avait point pris le lit.

« Antécédents héréditaires sans intérêt. Antécédents personnels presque nuls. Pas de syphilis, mais alcoolisme évident. »

Rentré en décembre 1886 pour une congestion pulmonaire de la base droite. Anorexie. Pas de signes généraux.

Le 10. Va beaucoup mieux.

Le 21. Vomissements. Râles dans les deux poumons, prédominant aux bases; dyspnée légère.

Le 2 janvier 1887. — On vient nous chercher le soir en nous disant que le malade est mort subitement pendant que l'infirmier le levait pour le mettre sur la chaise. L'auscultation cardiaque pratiquée immédiatement nous révèle par intervalles un ou deux battements sourds, comme entravés dans leur jeu et avortés aussitôt produits. Pâleur syncopale, absence de pouls radial. Puis toute contraction cardiaque disparaît au bout de quelques minutes.

Autopsie le 4 janvier au matin.

Péricarde. — Cavité contenant une grande quantité de sang coagulé. Énormes appendices graisseux à la surface externe du sac péricardique.

Cœur. — Poids 410 grammes.

Face antérieure. — L'organe se présente volumineux et affaissé.

Mensurations (identiques en avant et en arrière) :

Longueur des ventricules. .	12	centimètres.
Hauteur des oreillettes. . .	5	—
Largeur du sillon auriculo-ventriculaire	13	—

Surcharge graisseuse énorme, surtout au niveau du ventricule droit.

Face postérieure. — Graisse sous-épicardique moins abondante. Plaques laiteuses à la face postérieure du ventricule gauche.

Bords. — Le bord droit est entièrement adipeux. Le gauche offre des plaques laiteuses nombreuses.

Pointe. — A son niveau, rupture siégeant à la fois sur les deux faces du ventricule gauche et y occupant une hauteur de 2 centimètres, en avant, comme en arrière. Elle est irrégulière, anfractueuse. Les lèvres ont 8 millimètres d'épaisseur en avant où elles sont absolument adipeuses, et 1 centimètre en arrière, où elles sont constituées mi-partie par du tissu adipeux, mi-partie par du tissu myocardique.

Cavités gauches. — A la pointe du ventricule, on retrouve la fissure à bords anfractueux et éraillés. Sur toute la hauteur du ventricule, nombreuses taches graisseuses sous-endocardiques. Orifices et oreillette sains.

Cavités droites. — Une seule tache graisseuse

sous-endocardique au niveau de l'orifice de l'infundibulum. Rien d'anormal aux orifices et à l'oreillette.

Coronaires. — Orifices normaux. Athérome de leurs troncs et de leurs branches.

Myocarde. — Dans la paroi du ventricule gauche,

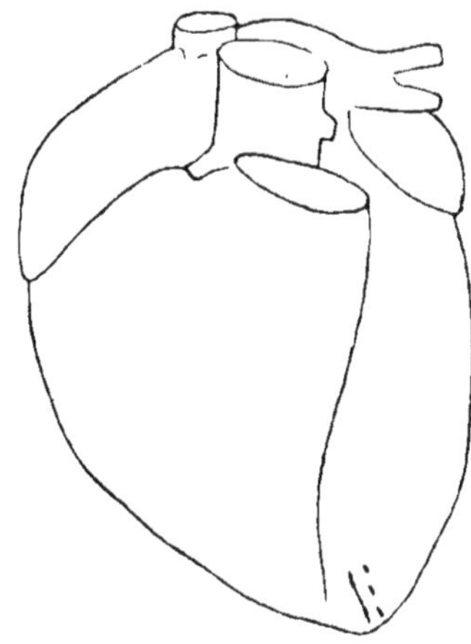

Fig. 5.

tissu adipeux, abondant, croissant du haut en bas, au point de former les deux lèvres antérieures de la rupture, comme nous l'avons vu. Épaisseur moyenne de la paroi 2 centimètres (dont 8 millimètres de graisse en moyenne).

Au niveau du ventricule droit, mêmes caractères. Épaisseur moyenne 1 centimètre (la graisse en forme au moins la moitié).

Poumons. — Les artères pulmonaires sont remplies de caillots cruoriques, ainsi que leur tronc et le cœur droit.

Les deux poumons sont atélectasiés dans leur plus grande partie : aspect rouge, charnu, sec, non crépitant ; çà et là, grosses taches sanguines qu'on voit sourdre des orifices veineux. Le poumon droit surtout offre cette altération presque dans sa totalité.

AORTE. — Peu athéromateuse.

FOIE. — 1260 grammes. Diminué de volume. Granuleux à la surface et à la coupe. Induré et jaunâtre. Bile ambrée dans la vésicule.

REINS. — Adipose périnéphrétique énorme.

Un peu d'atrophie de la région corticale. Congestion. Capsule facile à détacher. Quelques kystes.

Dans le rein gauche, deux petits infarctus caséiformes, anciens.

RATE. — Un peu augmentée de volume.

Molle et diffluente.

ENCÉPHALE. — Athérome des artères de la base. Rien aux méninges.

Un peu d'œdème cérébral.

Examen histologique. — Nous avons pratiqué quelques coupes *au-dessus du point rupturé*. Voici ce qu'elles nous ont révélé :

Adipose énorme avec atrophie pigmentaire de la fibre cardiaque. Myocardite segmentaire.

Deux artérioles sous-épicardiques sont *thrombosées.*

Ce sont évidemment certaines des branches qui se rendent aux parties malades.

Observation IV.

Le nommé E., âgé de *soixante-douze ans*, entre le 11 octobre 1885 à l'infirmerie de l'hospice des Ménages, service de M. Albert Robin, n° 10, salle Labric.

Antécédents héréditaires. — Père mort du choléra à soixante-quatre ans. Mère morte à quatre-vingt-deux ans paralysée. Un frère jumeau mort en naissant.

Antécédents personnels. — Variole dans l'enfance. A trente-sept ans, fièvre intermittente pendant dix-huit mois. A quarante-huit ans, érysipèle de la face.

Le malade est déjà entré cette année, au mois d'avril, pour de la bronchite avec douleur intercostale droite sous-mamelonnaire; voici en résumé ce que l'on a noté à ce moment : « Bruits du cœur sourds et irréguliers; œdème de la jambe gauche d'origine variqueuse; pas de troubles des grands appareils. Amélioration rapide par l'iodure de potassium et la digitale. »

Histoire des accidents actuels. — Le malade

entre à l'infirmerie pour un « refroidissement aux pieds ». Le début remonterait à un mois environ.

Il a débuté subitement, sans cause appréciable, du côté gauche, et peu à peu les phénomènes se sont accentués. Le côté droit n'a été pris qu'il y a huit jours. Actuellement, engourdissement prononcé des deux pieds avec perte de la sensation du sol pendant la marche.

Examen à l'entrée. — Refroidissement objectif des extrémités inférieures. Sensibilité à la piqûre diminuée. Varicosités capillaires. A droite, douleur le long du tibia, exagérée par la pression, sans gonflement, ni rougeur. Pas d'œdème des membres inférieurs.

Battements cardiaques irréguliers, sans souffle. Pouls assez fréquent, un peu mou. État général satisfaisant.

Évolution ultérieure. — *Le* 50 *décembre.* — Fourmillement, cyanose, sensation de lourdeur des pieds (phénomènes d'asphyxie locale). Sur la jambe gauche et sur le dos du pied gauche, plaques gangréneuses surmontées d'une phlyctène.

Le 5 *janvier* 1886. — Les deux pieds et les jambes jusqu'au niveau du mollet sont de plus en plus cyanosés, avec œdème léger mais dur. Disparition du battement des pédieuses.

Le 11. — Délire hier. Aujourd'hui état comateux

avec trémulation généralisée et respiration très fréquente. Il existe à présent deux eschares nouvelles sur le membre inférieur gauche (à la face antérieure du genou et au niveau de l'ischion).

Le 12. — Même état général grave. Agitation, délire professionnel. Température : le matin, 39°,5; le soir, 40 degrés.

Le 13. — Pas de modifications. Le malade est très pâle depuis deux jours. Température : matin, 39°,5 ; soir, 39°,9.

Le 14. — Eschare à la fesse droite. Symptômes généraux s'exagérant de plus en plus.

Mort à 5 heures du soir. Température le matin, 39°,9.

Autopsie. — Péricarde. — Symphyse cardiaque presque complète.

Cœur. — Il existe à la face postérieure du ventricule gauche une *perforation* dirigée obliquement et siégeant à 5 centimètres au-dessus de la pointe. A ce niveau, étant donnée l'adhérence du péricarde pariétal à l'épicarde, il n'y a pas eu d'épanchement et tout s'est borné à un peu de suffusion sanguine.

Le cœur est volumineux, flasque, surchargé de graisse. Sa consistance est molle, sa coloration feuille morte.

Dimensions :

> Largeur de la base des ven-
> tricules. . . . . 15 centimètres.
> Longueur des ventricules. . 9   —
> Longueur totale. . . . . . 14 cm. 5

Oreillette gauche très dilatée. L'*auricule* contient

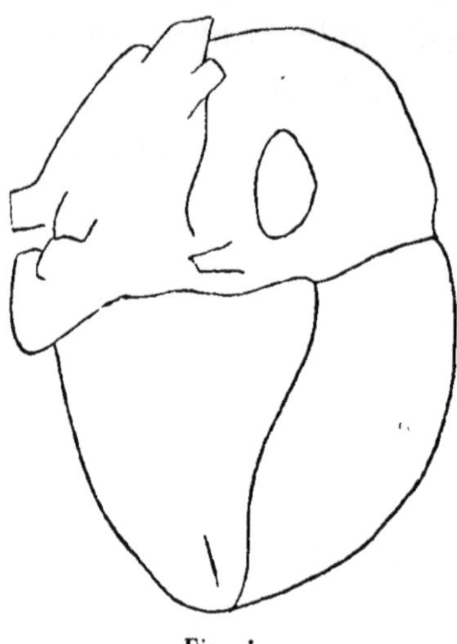

Fig. 4.

un grand nombre de caillots anciens, décolorés, friables.

Le bord libre de la *valvule mitrale* est épaissi. Les *valvules aortiques* sont saines. Rien à noter du côté droit. Les *artères coronaires* ont un orifice normal, mais sont calcifiées dans leur trajet.

L'*aorte thoracique* et la *crosse* sont presque complètement indemnes d'athérome.

Poumons. — Emphysémateux. Adhérences à droite.

Aux bases, splénisation. A la partie moyenne du poumon droit, zone d'hépatisation grise.

Foie. 1000 grammes. Muscade. Atrophié. Un peu de bile ambrée dans la vésicule.

Rate. — Épaississement de la capsule. Un peu d'hypertrophie. On y trouve un gros infarctus.

Reins. — (D. 159 grammes, G. 105 grammes.) Les deux organes sont congestionnés, augmentés de volume, kystiques, et contiennent chacun un gros infarctus. Les bassinets sont sains.

Artères des membres inférieurs. — Oblitérées par des caillots adhérents (la description de ces lésions n'a aucun intérêt pour le sujet qui nous occupe, aussi l'omettons-nous volontairement).

Observation V.

Extraite de *Leçons de clinique et de thérapeutique médicales* (Albert Robin, 1887).

Femme de quatre-vingts ans, habitant l'hospice des Ménages depuis dix-neuf ans. Sauf une pleurésie contractée à l'âge de vingt ans, elle n'a jamais fait de maladie sérieuse, et le seul dérangement de santé sur lequel elle insiste est une dyspepsie de vieille date avec constipation opiniâtre. Il y a neuf mois, elle fit un faux pas en descendant dans le jardin, roula par terre et se fractura le col du fémur. La chute fut si violente qu'elle perdit connaissance. Obligée de garder le lit ou la chambre depuis cette époque, elle vit s'aggraver un peu les troubles gastriques d'autrefois, et souvent elle était prise de crises de vomissements deux ou trois heures après le repas.

Le 7 novembre, elle fit demander l'interne de garde et se plaignit à lui d'une extrême faiblesse. Elle disait que depuis quelques jours ses forces avaient diminué de moitié et qu'elle se sentait comme complètement usée. On lui prescrivit quelques toniques, et l'examen rapide qui fut fait alors ne révéla aucune grave lésion dans les organes.

Dans la nuit du 8 au 9, après une journée qui n'avait été marquée par aucun incident, elle fut subitement réveillée par une vive douleur dans la poitrine, qui siégeait un peu au-dessous de la clavicule gauche, paraissait perforer le thorax d'avant en arrière et s'exaspérait par les mouvements de l'épaule ou du bras. L'articulation de l'épaule, elle-même, était le siège d'une vive douleur qu'augmentaient encore la pression ou les mouvements.

Le lendemain matin, elle se décida à entrer à l'infirmerie. Je la vis quelques instants après.

C'était une femme d'un embonpoint modéré, vive, racontant fort nettement ses sensations et paraissant relativement bien portante. Elle me fit d'une manière très circonstanciée le récit des événements de la nuit, en ajoutant qu'après l'atténuation de la grande douleur du début, elle avait éprouvé un engourdissement fort pénible dans les deux bras et les deux jambes.

L'épaule n'était plus douloureuse, mais une pression un peu forte sur les régions sous-claviculaire et précordiale révélait une sensibilité peu commune.

L'œil droit était le siège d'une ecchymose sous-conjonctivale fort étendue; j'appris que cette ecchymose était survenue le 4 novembre, subitement, après un effort de vomissement.

L'examen des organes ne révéla rien de particulier. Les poumons étaient sains : le cœur, plutôt petit, battait normalement, sans bruits morbides. Le foie et la rate étaient normaux.

Peu d'appétit quoique la langue fût bonne, mais on attribua cette anorexie à une constipation opiniâtre : il n'y a pas eu de garde-robe depuis six jours. On ordonna un lavement simple qui fut suivi d'une petite débâcle de scybales.

Les journées du 10 et du 11 se passent bien ; la malade se nourrit un peu et prend son lait avec plaisir.

Le 12, à la visite du matin, elle m'appelle et me

raconte qu'elle a passé une mauvaise nuit. Cette singulière douleur de l'épaule est revenue et a été suivie des mêmes engourdissements. En outre, la malade a changé de manière d'être; elle paraît tout attristée, s'inquiète de son état, insiste sur sa constipation, etc. Nous l'examinons de nouveau sans rien trouver d'anormal; *on ausculte son cœur, qui paraît sain*; ses artères ne donnent sous le doigt qu'une très légère sensation d'athérome.

Tout à coup, au moment où je dictais à mon interne les quelques détails qui précèdent, la malade me dit brusquement : « Voici ma douleur de l'épaule qui recommence ». Puis elle s'incurva légèrement sur la tête et les pieds, faisant saillir le ventre en haut, retomba lourdement sur son lit, présenta dans les jambes et dans les bras, pendant cinq à six secondes, comme une trépidation épileptoïde et perdit connaissance en pâlissant tout à coup. Cette première période ne dura pas plus de dix secondes.

La malade ne proféra ni un cri ni une plainte. Alors eurent lieu cinq à six inspirations stertoreuses, puis, pendant une minute environ, deux à trois grandes inspirations bruyantes, et ce fut tout. Il s'était écoulé au maximum soixante-dix secondes entre le début des accidents et la mort. Quant au pouls, sur lequel j'avais le doigt, il cessa brusquement au moment où la malade fut prise de son accès de douleur terminal.

L'autopsie fut pratiquée le 14 novembre, vingt-quatre heures après la mort. Voici ce qu'elle révéla :

Le PÉRICARDE, très distendu, a une couleur violacée ; il est recouvert à sa partie inférieure de quelques appendices graisseux. Quand on l'incise. le cœur apparait complètement enveloppé d'un vaste caillot noir qu'on recueille exactement et dont le poids est de 145 grammes. Le péricarde viscéral n'a subi aucune altération ; à peine remarque-t-on sur quelques points une légère teinte rosée due à l'imbibition.

Le CŒUR est petit et bien proportionné ; on voit un peu de graisse dans les sillons antérieur et postérieur et sur les bords droit et gauche. Pas de plaques laiteuses.

Il existe *deux perforations* sur le bord du ventricule gauche. Ces deux perforations sont linéaires. parallèles, obliques de haut en bas et d'avant en arrière, séparées l'une de l'autre par un intervalle de 2 centimètres. La perforation supérieure est située à 2 centimètres et demi du sillon auriculaire ; elle est moins longue que l'inférieure. mais plus large, en ce sens que, malgré son apparence linéaire, elle présente à sa partie supérieure une petite encoche en forme d'Y, formée d'un petit fragment de tissu cardiaque formant soupape. En fendant le ventricule gauche sur son bord libre, on s'assure que la perforation supérieure siège au niveau de la partie la plus épaisse de la paroi du ventricule, à l'endroit où celle-ci est doublée par l'accolement du gros pilier cardiaque. Mais, sur une étendue de 1 centimètre à 1 centimètre et demi, le tissu cardiaque est ramolli, fongueux, et creusé d'une sorte de cavité récente remplie de fragments de caillots et de détritus de fibres musculaires.

Quant à la perforation inférieure, elle est superficielle, intéresse environ la moitié de l'épaisseur de la paroi, mais n'atteint nulle part la cavité ventriculaire.

D'une manière générale, le tissu cardiaque est ferme et résistant; sa coloration est d'un rouge brun très foncé. Peut-être, en certains points, est-il plus dur à la coupe; mais ce qui est certain, c'est qu'en dehors de la présence de quelques points scléreux visibles à la coupe des piliers et dans la région ventriculaire sise immédiatement au-dessous de la valvule mitrale, le muscle cardiaque paraît à peu près normal.

L'*endocarde* est absolument décoloré; les valvules mitrale, aortique, tricuspide, sont saines.

L'*aorte* est aussi décolorée. On trouve quelques

plaques d'aortite récente à 2 centimètres au-dessus des valvules sigmoïdes; mais l'aorte thoracique est couverte de plaques athéromateuses anciennes dont la plupart sont calcifiées. L'orifice des *artères coronaires* est athéromateux et un peu rétréci.

Les POUMONS sont emphysémateux: tous deux

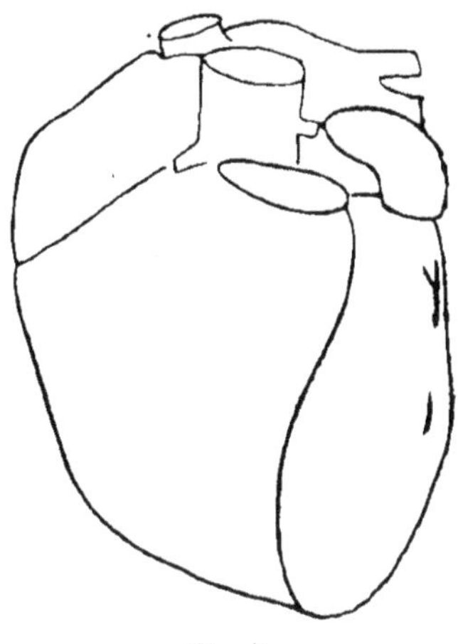

Fig. 5.

portent des cicatrices anciennes à leur sommet. En dehors de cela, ils sont sains, sans trace de congestion, même dans les parties déclives.

Le FOIE, petit, pèse 1120 grammes et paraît absolument normal.

La RATE, qui pèse 150 grammes, est couverte de plaques granuleuses de périsplénite. Elle est un peu plus volumineuse et moins ferme qu'à l'ordinaire.

Le REIN DROIT pèse 105 grammes; il est petit, mais sain.

Le REIN GAUCHE pèse 150 grammes. Il est beaucoup plus volumineux que le précédent et porte à sa partie inférieure un gros kyste du volume d'une orange, rempli d'un liquide coloré et transparent. A la coupe du rein, on trouve dans les calices une quantité considérable de gravelle miliaire, dont les grains les plus gros ne dépassent pas les dimensions d'une grosse tête d'épingle. Le *bassinet* est parsemé de petites taches ecchymotiques.

Le pancréas, l'estomac, le cerveau, le cervelet et le bulbe sont absolument sains.

A *l'examen microscopique* du cœur, on trouve une sclérose très accentuée prenant naissance autour des vaisseaux qui étaient eux-mêmes le siège d'une endopériartérite oblitérante. Les faisceaux musculaires, dissociés et atrophiés pour la plupart, avaient subi, dans un grand nombre d'endroits, la lésion dite « segmentation cardiaque ».

Observation VI.

extraite de *Leçons de clinique et de thérapeutique médicales* (Albert Robin 1887).

Femme de soixante-dix-huit ans, habitant depuis sept ans l'hospice des Ménages, ayant fait plusieurs séjours à l'infirmerie pour des bronchites. Elle m'arrêta un matin à 9 heures dans un couloir pour se plaindre de douleurs dans le côté gauche de la poitrine et dans l'épaule correspondante.

L'interne de garde, qui alla la visiter le jour même, constata un peu de bronchite et lui ordonna une potion à l'oxyde blanc d'antimoine.

Deux jours après, je la revis ; elle me dit qu'elle toussait moins, mais que sa douleur n'avait pas diminué et qu'elle devenait par instants assez violente pour lui donner la sensation de l'évanouissement. Les mouvements de l'épaule étaient douloureux, ainsi que la pression sur les côtes. Les râles de bronchite avaient disparu ; le cœur ne présentait rien de particulier ; on se borna à faire un badigeonnage avec la teinture d'iode.

Deux heures après, la malade se promenait doucement dans le jardin, quand elle étendit brusquement les bras et tomba comme foudroyée, sans dire une parole, sans proférer une plainte, en pâlissant affreusement. Elle poussa un ou deux soupirs étouffés et mourut en quelques secondes devant la compagne qui se promenait avec elle.

A l'*autopsie* on trouva une vaste rupture oblique siégeant sur le bord du *ventricule gauche*. Les *valvules cardiaques* étaient saines ; le muscle était atteint de *myocardite scléreuse* assez avancée. Les *artères coronaires* un peu calcifiées n'étaient pas rétrécies. Tout autour de l'orifice interne de la perforation, le tissu musculaire était dissocié, ramolli, et contrastait avec la netteté des lèvres de la déchirure. L'*examen microscopique* révéla une sclérose des plus nettes, avec dissociation et atrophie des vaisseaux musculaires. On constata de plus, en maints endroits, la segmentation cardiaque de J. Renaut. »

Observation VII.

Extraite de *Leçons de clinique et de thérapeutique médicales* (Albert Robin (1887).

Homme de cinquante-six ans, vigoureux, n'ayant jamais été malade, mais légèrement alcoolique, sans lésion cardiaque appréciable par l'auscultation et n'éprouvant non plus aucun symptôme qui pût faire penser à une maladie de cœur.

Depuis quelques jours, il se plaignait d'une douleur dans la région sous-claviculaire du côté gauche, d'un peu d'oppression et de sifflement laryngé. Un médecin qu'il consulta trouva de la bronchite et ordonna un vésicatoire qui ne fut point appliqué, le malade ne pouvant admettre, avec raison, qu'il eût une bronchite et qu'il ne toussât point. Le sifflement laryngé disparut rapidement.

Le 15 avril, vers 7 h. 1/2 du soir, cinq à six jours environ après le début de cette douleur, le malade était à table et mangeait d'un bon appétit ; il se leva pour chercher du pain et sentit alors une vive douleur dans l'épaule gauche, en même temps qu'un engourdissement dans le bras gauche. La douleur s'atténua sans disparaître, mais l'engourdissement persista toute la journée.

La nuit fut très bonne. Notre homme se leva à son heure habituelle, le bras encore très engourdi, mais il avait très faim et demanda qu'on lui apportât tout de suite son café au lait. A 8 h. 1/2, on le lui servit ; il prit une chaise, mais au lieu de s'asseoir, tomba lourdement par terre, sans proférer une plainte et en frappant les assistants par sa pâleur. On entendit comme deux ou trois soupirs et ce fut tout.

L'AUTOPSIE ne put être pratiquée ; mais à la faveur des manœuvres nécessitées par l'embaumement, on s'assura que le malade avait succombé à une rupture du ventricule gauche.

Observation VIII.

Due à l'obligeance de M. le docteur A. Gombault,
médecin de l'hospice des Incurables, et de M. le
Dr Pilliet.

Il s'agit d'une *vieille femme* qui mourut dans son
dortoir et à l'autopsie de laquelle on rencontra une
rupture du cœur.

Cet organe, conservé dans l'alcool, nous a été
remis au mois de juin 1889.

Le cœur, moyennement hypertrophié, n'est que
modérément surchargé de graisse.

Sur le *ventricule gauche*, à mi-hauteur de la face
postérieure, on remarque une *rupture* qui mesure
environ deux centimètres.

Les *orifices cardiaques* sont absolument sains.

L'*artère coronaire droite*, très athéromateuse,
est le siège de coagulations qui n'occupent qu'en
partie sa cavité. La *branche descendante*, très
rétrécie par des dépôts calcaires, montre également
un thrombus dans son intérieur.

La *coronaire gauche*, plus malade encore que la
droite, est atteinte d'un degré très intense d'endartérite. Des caillots s'y sont développés depuis l'ori-

gine de la branche équatoriale jusqu'au tiers supérieur du rameau descendant.

Enfin l'*artère du bord gauche* est presque entièrement oblitérée, mais sans coagulum macroscopiquement appréciable.

Examen histologique. — Il a porté sur la *moitié inférieure* des deux *ventricules* et de la *cloison*.

1° *Moitié inférieure du ventricule gauche.* — Nous étudierons d'abord sa face postérieure, puis sa région antérieure.

a. *Face postérieure.* — Nous y avons pratiqué *quatre* coupes horizontales : au niveau de la rupture, — immédiatement au-dessous, — à l'union du tiers moyen et du tiers inférieur du ventricule, — enfin près de la pointe.

1ʳᵉ Coupe. — *Faibles grossissements* (Oc. 1 Verick ; Obj. 00 Nachet et 1 Verick.). *Paroi.* Adipose modérée sous le péricarde viscéral. On remarque dans cette coupe deux artérioles dont l'une est très rétrécie avec un « caillot terminal », l'autre gorgée d'hématies et moins malade.

La *rupture* intéresse toute l'épaisseur de la coupe et offre la forme d'un triangle, dont la base répond à l'endocarde et le sommet à l'épicarde. Les lèvres, à peine onduleuses, donnent insertion à une mince couche de sang récemment coagulé. De chaque côté de la perte de substance, on retrouve les éléments

myocardiques, mais très modifiés dans leur structure et leur configuration. Ils ont acquis, en effet,
une réfringence anormale et une coloration brun
orangé toute spéciale. En même temps ils se sont
tassés et *forment bloc*, caractère qui éveille immédia-

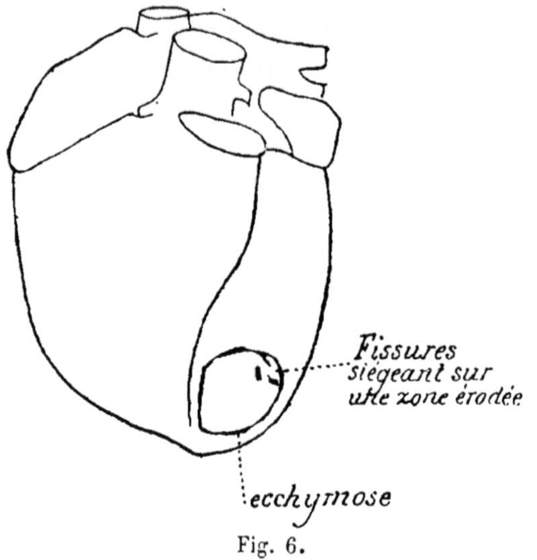

Fig. 6.

tement l'attention. Il s'agit donc d'une grosse lésion,
et cette lésion n'est autre que la nécrobiose des faisceaux musculaires. Elle cesse à 6 ou 8 millimètres
environ de la rupture, disparaissant plus vite sous
l'épicarde que sous l'endocarde. Comme à la périphérie de l'infarctus[1] les fibres malades s'imbriquent intimement avec les fibres saines voisines, la

1. Il s'agit bien, en effet, d'un infarctus identique, et par
ses lésions, et par sa cause, à tous les infarctus viscéraux.

zone mortifiée semble mal limitée à un faible grossissement[1].

Par contre, en dehors de cette zone, le reste du myocarde se détache d'autant plus nettement qu'il présente à un haut degré la segmentation de MM. J. Renaut et Landouzy.

Piliers. — La région profonde de la coupe comprend trois reliefs charnus; l'un d'eux est complètement mortifié, les autres le sont dans la majeure partie de leur étendue.

Tels sont les détails que montrent les préparations traitées par le *picrocarmin.*

Voyons maintenant ce que révèle l'*éosine hématoxylique.* Ce réactif prête aux éléments nécrosés un ton rose jaunâtre absolument particulier. Le long des gaines vasculaires et au sein des fissures qui séparent les faisceaux altérés, il permet de constater une infiltration leucocytique variable suivant les points et se prolongeant par places entre les fibres musculaires elles mêmes.

Un des piliers partiellement mortifié mérite d'être décrit ici, car il donne une bonne idée des lésions nécrobiotiques du myocarde vues en coupe transversale. Au centre de ce pilier apparaît une artère thrombosée dont la gaine fourmille de leucocytes.

1. L'intrication parait d'autant plus intime que la majeure partie des fibres est vue en coupe longitudinale ou oblique.

Autour de l'artère, anneau d'éléments nécrosés, serrés, rose jaunâtre, sans un noyau inter ou intra-musculaire. Cet anneau est obscurci à sa périphérie par une abondante infiltration leucocytique qui masque la transition de l'infarctus avec les parties saines.

Forts grossissements (Oc. 1, Obj. 3, 6, 8 Leitz). *Paroi.* Si nous étudions de plus près les faisceaux infarcis, qui limitent de chaque côté la rupture, nous y rencontrerons les particularités suivantes : les fibres malades plus serrées[1], plus réfringentes (brun orangé par le carmin, rose jaunâtre par l'éosine hématoxylique), ont perdu leur noyau, mais le double cône pigmentaire y persiste et la striation transversale se montre nettement exagérée. Aucune trace des capillaires intermusculaires, ni des éléments conjonctifs du stroma myocardique.

L'aspect qui précède se modifie, d'une part, au voisinage de la solution de continuité, d'autre part à la périphérie de l'infarctus. Dans la première région, les éléments apparaissent plus réfringents, avec une striation très diminuée ou même disparue. Dans la seconde zone, les cellules contractiles sont moins réfringentes, et la striation a fait place à des granulations irrégulièrement disséminées et très fines.

1. Et aussi comme fondues les unes avec les autres (disparition du trait scalariforme).

Notons enfin, dans les fibres saines les plus rapprochées des parties mortifiées, la présence de la lésion que l'un de nous a décrite sous le nom d'*état fendillé*.

Piliers. — Dans celui dont nous avons parlé plus haut, l'anneau central montre des éléments tassés, losangiques par pression réciproque, très réfringents, sans noyau, etc..., — la région périphérique offre des fibres moins serrées, moins réfringentes, à contours quasi-normaux, etc..., — au voisinage des parties saines, on rencontre de fines granulations dans les cellules musculaires ; mais ces granulations sont plus difficiles à voir ici que sur les coupes longitudinales (c.-à.-d. dans la paroi), — enfin le fendillement est très net dans les faisceaux normaux situés à la limite du bloc nécrosé.

Un mot pour terminer sur l'état de l'*endocarde*. Normal au niveau du myocarde sain, obscurci de leucocytes dans les points qui correspondent à l'infarctus, il donne insertion à un caillot récent près de l'orifice interne de la rupture. Ce caillot se continue avec celui que nous avons vu tapisser la solution de continuité elle-même.

2e Coupe. — (*Mêmes réactifs et mêmes grossissements que tout à l'heure.*) — *Paroi*. Sous le *péricarde* viscéral, on rencontre une artère thrombosée et une autre incomplètement oblitérée par un caillot « terminal ». La *rupture* se retrouve ici, mais fissuraire, et s'arrêtant à une certaine distance de l'épicarde et de l'endocarde. Elle est comblée en partie par une mince couche de sang récemment coagulé.

La zone infarcie qui entoure la solution de continuité n'occupe plus, comme elle, qu'une partie de la paroi et se prolonge moins loin sur les côtés que dans la coupe précédente. Elle offre exactement la même structure, aussi n'en recommencerons-nous pas la description ici.

Dans la préparation un certain nombre d'artères sont atteintes d'endartérite en général modérée, myocardite segmentaire évidente.

Piliers. — L'un d'eux montre deux petits îlots nécrosés :

Nulle part on ne constate trace de dégénérescence graisseuse (acide osmique).

5ᵉ Coupe. — Sous l'épicarde, se voit une artère partiellement remplie par un caillot. Le myocarde est atteint de myocardite segmentaire. Au centre de la coupe, on aperçoit quelques blocs de fibres mortifiées, avec légère infiltration leucocytique. Artères peu malades dans la préparation.

4ᵉ Coupe. — Adipose médiocre. Segmentation cardiaque. Artères saines pour la plupart. En un point, sclérose ancienne sous l'endocarde.

b. *Face antérieure*[1]. — Adipose assez marquée (superficielle et interstitielle). Le plus grand nombre des artérioles sont saines. Un peu de sclérose périfasciculaire dans les piliers. Segmentation cardiaque.

2° *Moitié inférieure du ventricule droit*[2]. — Adipose très accentuée (superficielle, interstitielle et sous-endocardique). Plusieurs artérioles remplies de sang à la surface du cœur. Le plus grand nombre des autres sont absolument normales. Segmentation cardiaque.

3° *Moitié inférieure de la cloison*[3]. — Adipose assez marquée, surtout à la partie inférieure. Quelques artérioles superficielles se montrent gorgées de sang. Celles qui cheminent dans l'épaisseur du septum ne sont guère malades pour la plupart. Segmentation cardiaque.

Dans toutes les coupes décrites, notons l'absence de dégénérescence graisseuse et la présence de l'atrophie pigmentaire du myocarde.

---

1. Quatre coupes : deux horizontales, deux verticales.
2. Huit coupes : quatre horizontales, deux verticales.
3. Huit coupes : quatre horizontales, deux verticales.

Observation IX.

(Due à l'obligeance de M. le Dr Féré, médecin de
Bicêtre.)

La nommée L..., *quatre-vingt-deux ans*, rhumatisante chronique, a succombé subitement dans
un accès de suffocation, le 10 novembre 1881, au
n° 26 de la salle Piorry (service de M. le professeur Charcot).

Autopsie :

Encéphale. — 1030 grammes. Effondrement de
quelques circonvolutions pariéto-occipitales. Légère dilatation des ventricules ; pas de lésions grossières. Absence de commissure grise.

Poumons. — Fortement congestionnés aux bases
et en arrière; adhérences lâches dans toute leur
étendue.

Cœur. — 330 grammes. Entouré d'une couche de
sang coagulé plus mince à mesure qu'il s'éloigne
de la pointe, plus épaisse en arrière qu'en avant.
Après lavage, on voit à la partie moyenne de la face
antérieure du *ventricule gauche* une plaque jaunâtre, feuille morte, ovalaire à grand axe transversal, longue de 2 centimètres. Cette plaque jaunâtre
est circonscrite par une zone ecchymotique d'un
demi-centimètre au plus.

Suivant la direction verticale, ou voit au centre
de la plaque jaune une *déchirure irrégulière* de
12 millimètres de long entre les lèvres de laquelle
reste un caillot. Après l'ouverture du cœur par le
bord gauche, on n'arrive pas à voir l'orifice de la
rupture par la paroi interne du ventricule; on ne

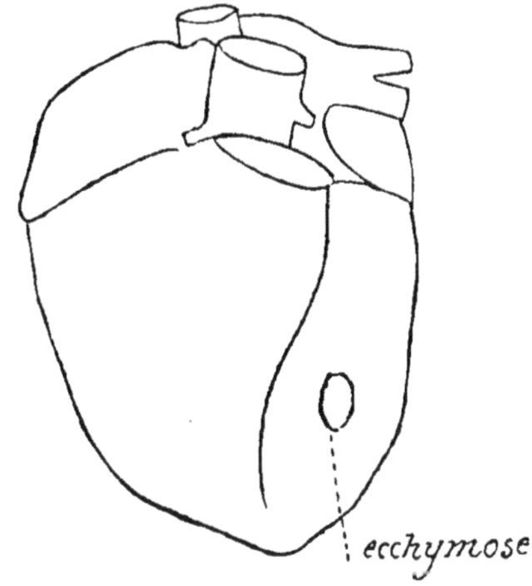

Fig. 7.

peut la découvrir qu'après avoir introduit un stylet
par l'orifice externe. Cet orifice interne est complètement masqué par les colonnes charnues.

La direction de l'*artère coronaire gauche* montre
que ce vaisseau, arrivé à la partie moyenne du sillon antérieur, se divise en deux branches, l'une qui
continue la direction primitive, l'autre qui se porte
obliquement à gauche et en bas sur la face antérieure du ventricule gauche. Cette dernière, comme

les autres rameaux artériels du cœur, est très calcifiée; de plus, elle est remplie, à partir de 5 millimètres en dehors du sillon, sur une étendue de un
centimètre et demi, par un caillot fibrineux, dur,
décoloré. Cette artère oblitérée passe au-dessous
et en dehors de la plaque décolorée qui en reçoit
une artériole complètement vide.

Sur tout le reste de son étendue, le *muscle cardiaque* a sa consistance normale.

L'AORTE présente de larges plaques d'athérome
calcifié. Les *sigmoïdes* sont très épaissies, mais suf-
fisantes cependant. *Insuffisance et rétrécissement
mitral*, avec ossification de la zone externe de l'anneau, et épaississement de la valvule elle-même
qui est calcifiée par places.

FOIE. — 980 grammes; normal.

RATE. — 95 grammes.

REINS. — Le droit pèse 40 grammes (atrophie
scléreuse) le gauche, 75 grammes (même lésion,
mais moins prononcée).

UTÉRUS. — Corps fibreux calcifiés du corps; allon-
gement hypertrophique du col.

Observation X.

(Due à l'obligeance de M. le Dr Féré, médecin de
Bicêtre.)

Autopsie :

ENCÉPHALE. — 1180 grammes. Pas de lésions
grossières. Communication transversale des deux

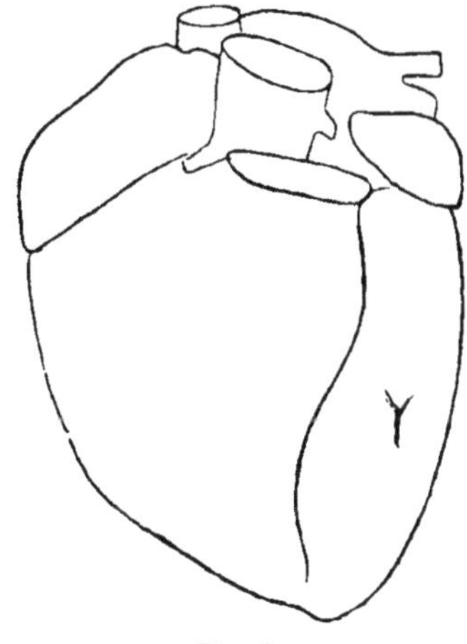

Fig. 8.

artères cérébrales antérieures au niveau du bec du
corps calleux.

POUMONS. — Congestion interne aux deux bases.

CŒUR. — Hémopéricarde. Caillot se détachant
facilement. Au-dessous de lui, flocons membra-
neux, mous, adhérents, mais cédant facilement au

grattage. Sur les gros vaisseaux, les flocons non imbibés par le sang offrent une teinte jaunâtre, indiquant qu'il s'agit de fausses membranes de péricardite. La *paroi antérieure* présente, vers le milieu du *ventricule gauche*, une *déchirure* étoilée à trois branches autour de laquelle le tissu du *myocarde* ne montre aucune altération spéciale.

L'AORTE est farcie de plaques calcaires. Les *coronaires* sont athéromateuses. Calcification de la zone externe de la *mitrale*. Cependant la valvule est souple.

FOIE. — 1090 grammes.

RATE. — 80 grammes.

REINS. — Le droit pèse 120 grammes, le gauche 100 grammes. Pyélonéphrite suppurée double. Cystite purulente.

HYPERTROPHIE DU COL UTÉRIN.

Observation XI.

(Due à l'obligeance de M\ le D\ Brault qui a bien voulu nous confier ses préparations histologiques.)

Il s'agit d'un cœur [1] provenant du service de M. le

1. Individu très âgé mort subitement.

Professeur Cornil (Hôtel-Dieu-Annexe) et qui fut apporté au Laboratoire d'anatomie pathologique de la Faculté, pour les démonstrations pratiques, il y a deux ans.

M. Brault nota à ce moment les particularités suivantes concernant l'examen macroscopique.

Cœur volumineux, *Hémopéricarde* abondant.

La *rupture* siège au niveau de la face antérieure du *ventricule droit* près de la pointe. Elle est entourée d'une zone ecchymotique occupant une surface de trois à quatre centimètres carrés. L'incision de cette zone montre qu'elle se continue avec une infiltration sanguine de la paroi cardiaque, étendue non seulement au ventricule droit, mais encore à la partie antérieure de la cloison et un peu au ventricule gauche.

Le *rameau descendant de la coronaire* antérieure est complètement oblitéré à sa partie moyenne.

Diagnostic à l'œil nu : *infarctus du myocarde*.

Examen histologique : Nous avons pu, grâce à l'obligeance de M. Brault, étudier *cinq coupes* différentes, intéressant les parois cardiaques *au niveau et au voisinage de la rupture*, et une coupe de la *branche descendante de la coronaire gauche*.

1° *Coupes au niveau de la rupture.* — Nous en avons examiné deux; aucune ne passe exactement par la perte de substance elle-même, mais la présence de caillots dans ces deux préparations indique qu'elles sont situées aussi près que possible de la solution de continuité.

a) 1re Section. — *Ventricule gauche.* (Coupe hori-

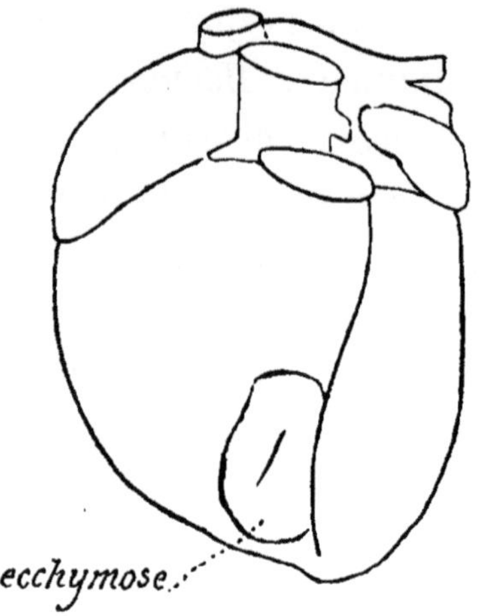

Fig. 9.

zontale. Éosine hématoxylique.) Adipose sous-épicardique marquée; la plus grande partie du pannicule est infiltrée de sang. Une des extrémités de la coupe se montre presque entièrement limitée par un coagulum qui repose sur des faisceaux de fibres infarcis. Ces faisceaux se continuent avec une zone mortifiée qui occupe toute l'épaisseur de la paroi ventriculaire dans les deux tiers de la préparation. Le dernier tiers présente à un haut degré la lésion dite segmentation cardiaque.

Les tissus nécrosés offrent tous les caractères que nous leur avons déjà décrits (obs. VIII), y compris l'infiltration leucocytique des gaines et des fissures. Plusieurs artères sont atteintes d'*endartérite*, d'ailleurs plus ou moins intense.

b) 2ᵉ Section. Partie antérieure de la cloison. — (Coupe horizontale. — Acide osmique.) Au centre du septum, bloc de fibres infarcies à direction antéro-postérieure. De chaque côté, infiltration embryonnaire abondante *avec dégénérescence graisseuse d'un certain nombre d'éléments musculaires*[1].

Dans les points où règne cette dégénérescence, les leucocytes sont en majeure partie chargés de gouttelettes graisseuses et forment ainsi de *véritables corps granuleux* qu'on voit s'avancer par places jusque dans l'intervalle des fibres nécrosées.

Segmentation cardiaque dans les endroits qui n'ont pas subi la mortification. Une des extrémités de la préparation est partiellement dissociée par un caillot récent.

2° *Coupes au voisinage de la Rupture*. — Au nombre de trois.

---

1. L'acide osmique permet de constater que cette dégénérescence graisseuse n'a rien à voir avec l'état granuleux des fibres situées à la périphérie des zones infarcies ; état granuleux que nous avons déjà rencontré dans nos observations II et VIII, et qu'on retrouve d'une façon constante dans les préparations que nous décrivons en ce moment.

a) 1re Section. — *Ventricule gauche.* — (Coupe horizontale. — Picrocarmin.) *Paroi.* La plus grande partie est nécrosée; le reste présente de la myocardite segmentaire. *Piliers.* Blocs infarcis disséminés.

Nombre d'*artères* sont saines; les autres offrent de l'endartérite, en général modérée.

Une coupe, traitée par l'acide osmique, indique partout l'absence de dégénérescence graisseuse des fibres.

b) 2e Section. — *Ventricule droit.* — (Coupe horizontale. — Éosine hématoxylique.) Une moitié de la préparation est complètement infarcie, et l'autre presque entièrement. Myocardite segmentaire. Artères peu malades.

c) 3e Section. — (Cloison? — Acide osmique.) Cette coupe n'est intéressante que parce qu'elle montre, en un point, une zone de fibres atteintes de dégénérescence graisseuse avec infiltration de leucocytes chargés de graisse.

3° *Coupe de l'artère thrombosée.* — Sténose excessive par endartérite. Caillot récent comblant ce qui reste de la lumière vasculaire.

Observation XII.

Extraite de *Leçons de clinique et de thérapeutique médicales* (Albert Robin 1887).

« Couturière de vingt-huit ans, ayant subi antérieurement deux atteintes de rhumatisme articulaire aigu, l'une six années auparavant, l'autre deux ans plus tard. Quinze mois après la seconde attaque, cette femme avait été prise d'une abondante métrorrhagie qui la laissa dans un grand état de faiblesse.

Voilà tout son passé morbide.

Mais, pendant la dernière attaque de rhumatisme, elle étouffait continuellement et se souvient que le médecin discuta l'existence d'une maladie du cœur. Quoi qu'il en soit, deux ans environ après cette atteinte et peu de temps après sa métrorrhagie, elle éprouva, pour la première fois, des battements de cœur, de l'oppression et de l'essoufflement pendant la marche.

« Un mois avant les événements que je vais vous raconter, elle ressentit dans le genou gauche une vive douleur, sans gonflement et sans fièvre, et dut garder la chambre qu'elle n'a pas quittée jusqu'à son entrée à l'hôpital. Pendant ce repos forcé, les

battements de cœur et l'essoufflement augmen-
tèrent. Un matin, elle fut prise subitement d'un
violent point de côté au-dessous du sein gauche et
qui correspondait à un point semblable situé dans
le dos. Pendant huit jours, la douleur alla grandis-
sante, et la veille de l'entrée de la malade à l'hôpital, elle gênait au plus haut point la toux et la
respiration; en même temps l'expectoration était
devenue sanguinolente.

« Quand j'arrivai auprès du lit de cette pauvre
femme, le matin même de son entrée, je la trouvai
en proie à une véritable orthopnée dont elle venait
d'être prise quelques minutes auparavant (92 res-
pirations par minute). La voix était éteinte, la
langue sèche et jaunâtre, la soif ardente, les lèvres
violacées, la face d'une extrême pâleur, les mains
glacées et couvertes d'une sueur visqueuse. Tout
cela était survenu brusquement, en moins d'une
minute, au moment où elle venait de se retourner
dans son lit, lors de mon entrée dans la salle.
J'obtins à grand'peine quelques renseignements,
tant la dyspnée rendait difficile l'articulation des
mots. Elle me dit d'une voix à peine perceptible
qu'elle avait une douleur dans la poitrine, au
niveau du cœur, une sensation de plénitude et de
battements, et que cette douleur répondait directement dans le dos.

« Les yeux étaient vifs, saillants, la pupille dilatée.

« Elle se mit à tousser et à expectorer des crachats visqueux, couleur de rouille. L'auscultation des poumons montra à droite une diminution du murmure respiratoire avec des râles sous-crépitants. La région où se percevaient ces bruits était un peu moins résonnante et surtout résistante au doigt. A gauche, sonorité énorme du sommet avec respiration puérile. Plus bas, silence respiratoire presque complet. Dans le sommet du poumon droit, en avant, submatité et respiration soufflante.

« Le pouls battait 200; il était très faible et fuyait sous le doigt.

« Le cœur palpitait avec une énorme énergie et soulevait en masse tout le côté gauche de la poitrine. Les bruits du cœur étaient tumultueux et coupés par de nombreux faux pas.

« Aussi ces bruits, d'une extrême intensité et d'une rapidité incroyable, ne permettent de percevoir aucun bruit de souffle. Ils s'étendent sur toute la région précordiale, comme s'il n'y avait plus qu'un seul foyer de battements cardiaques.

« A la pointe du cœur, cependant, on percevait, de la manière la plus nette, un bruit singulier, donnant l'impression d'un clapotement, et qui, autant qu'on pouvait en juger avec la rapidité des mouvements cardiaques, n'était pas isochrone **aux** bruits valvulaires; il semblait plus lent.

« Quant au volume du cœur, il ne fallait pas songer à le mesurer, tant était vive la douleur précordiale, que la plus douce percussion exaspérait cruellement.

« En pressant sur le foie par-dessous les fausses côtes, on sentait des battements non douteux dépendant vraisemblablement de la transmission hépatique des battements cardiaques.

« Ces symptômes allèrent en s'aggravant pendant quelques heures, puis le pouls devint incomptable, la figure prit une apparence cireuse, les battements du cœur s'affaiblirent, le bruit de clapotement qu'on avait constaté encore vers la troisième heure disparut, et la malade succomba huit heures après le début de ces accidents que je viens de vous raconter[1].

1. Pendant cette période de huit heures, on put recueillir les urines de la malade. Leur analyse m'a fourni les résultats ci-dessous :

Quantité. 200
Densité. 1043
Couleur. . . . hémaphéique à reflets rouges.
Aspect. . . . très trouble.
Odeur . . . . urineuse forte.
Sédiment. . . Rosacique très abondant formé
d'urates pulvérulents teintés en rouge par
l'uroérythrine. Çà et là, on aperçoit dans la

« Voici les détails de l'*autopsie* tels qu'ils furent dictés au moment où on la pratiqua :

« Le PÉRICARDE est distendu par une grande quantité de sang qui lui donne un aspect violacé. A la coupe, il s'échappe environ un verre de sang

préparation des cellules arrondies provenant des tubes de Bellini, fortement teintées de brun, et dont le noyau est presque noir.

Caractères chimiques.	Par litre.	Quantité rendue.
Matériaux solides.	100^{gr}.60	20.12 —
Urée..	17. 44	3.48 —
Acide urique. . .	5. 10	1.02 —
Chlorures	5. 20	0.64 —
Acide phosphori-que.	4. 20	0.84 —
Rapport de l'urée aux matières so-lides	—	17.50 p. 100
Rapport de l'acide urique à l'urée.	—	29.20 p. 100
Rapport de l'acide phosphorique à l'azote de l'urée.	—	19.20 p. 100
Albumine.. . . .	—	considérable.
Urohématine. . .	—	très augmentée.
Hémaphéine . . .	—	id.
Indican	—	traces.
Uroérythrine. . .	—	considérable.
Sucre.	—	absent.

Ce qu'il y a de curieux dans cette analyse, c'est l'énorme quantité de l'acide urique, le faible rapport de l'urée aux matériaux solides, indiquant une désassimilation très exagérée avec des oxydations très amoindries.

liquide, très clair, sans caillots ; la séreuse pariétale est épaissie et très imbibée. Sur le feuillet viscéral, quelques plaques laiteuses d'ancienne date.

« Le cœur est énorme, et ses dimensions sont d'autant plus considérables que le sujet était d'une toute petite taille. Ainsi, à la base des ventricules, le diamètre transversal est de 13 centimètres ; le diamètre longitudinal est de 10 centimètres ; quant au ventricule droit, sa largeur atteint à elle seule 7 centimètres.

« Les cavités cardiaques sont remplies de caillots cruoriques.

« L'épreuve de l'eau démontre une énorme *insuffisance tricuspide et mitrale* et un peu d'*insuffisance aortique*.

« Les *oreillettes* sont considérablement dilatées et remplies de caillots diffluents.

« A la face postérieure du cœur, sur le sillon auriculo-ventriculaire, on remarque une *petite perforation* arrondie, ressemblant à une piqûre d'épingle, située au milieu d'un tissu noirâtre et ramolli. Cette perforation ne communique ni avec l'oreillette ni avec le ventricule gauche ; elle siège sur la VEINE CORONAIRE considérablement dilatée, puisque sa circonférence au niveau de la valvule de Thébésius atteint 5 centimètres et demi. Malgré.

cette dilatation, les parois de la veine sont sensiblement épaissies. À la face interne comme à la face externe, le tissu qui entoure la perforation est noirâtre et ramolli.

« La VALVULE MITRALE, considérablement épaissie,

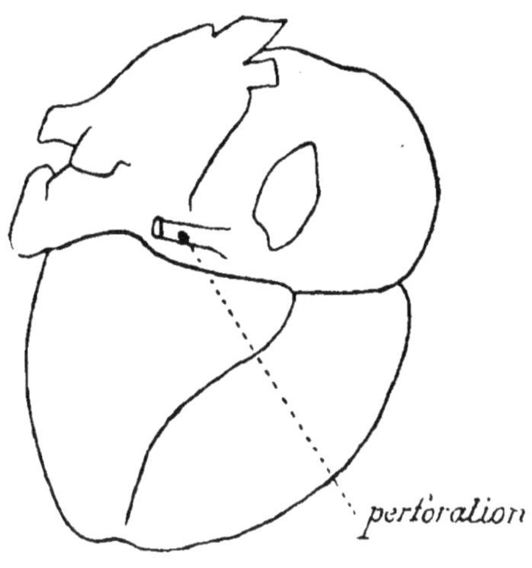

Fig. 10.

est couverte de nodules indurés et de plaques athéromateuses.

« La VALVULE TRICUSPIDE est très altérée: son bord libre est envahi par des noyaux indurés dont quelques-uns ont le volume d'un petit pois.

« Les VALVULES AORTIQUES sont épaisses et parcheminées. Les VALVULES PULMONAIRES sont saines. L'origine de l'ARTÈRE CORONAIRE est très dilatée et a environ le double de son diamètre normal.

« Le MUSCLE CARDIAQUE est d'une remarquable

mollesse ; il offre à un haut degré le type dit
« feuille morte ». Les colonnes charnues sont fort
augmentées de volume. Quant aux parois cardiaques, elles sont très amincies ; l'amincissement est
surtout extrême sur le ventricule droit ; l'énorme
volume du cœur dépend donc uniquement de la
dilatation de ses cavités.

« L'ENDOCARDE paraît atteint dans toute son étendue. Il est recouvert, çà et là, mais surtout dans
le ventricule droit, de plaques jaunâtres, brillantes,
qui tranchent sur le fond général d'imbibition
rouge sombre de la membrane.

« L'AORTE, de couleur rouge d'imbibition, est
littéralement criblée de plaques jaunâtres d'aortite
paraissant récentes.

« Les POUMONS sont le siège d'une intense congestion ; à la coupe il s'en écoule une énorme quantité
de sérosité spumeuse. Ils sont farcis de petits
noyaux d'apoplexie pulmonaire ; l'*artère pulmonaire* est remplie de caillots cruoriques. Le poumon
droit est couvert de pseudo-membranes récentes.

Le FOIE est petit ; les veines hépatiques sont remplies de petits caillots mous. La coupe a l'aspect
muscade type ; il s'en écoule du sang très pâle. A la
surface, quelques plaques de périhépatite. La *vésicule biliaire* est remplie d'une bile très épaisse et
de couleur noirâtre.

« La RATE est d'un volume normal ; elle est très ferme.

« Les REINS sont extrêmement congestionnés ; leur volume est normal. La congestion porte surtout sur la substance médullaire ; le centre des pyramides tranche par sa couleur jaunâtre sur la zone congestive qui l'entoure. Les calices et les bassinets sont couverts de taches ecchymotiques.

« Le CERVEAU, l'UTÉRUS, la VESSIE, l'ESTOMAC, le PANCRÉAS, sont sains ».

Observation XIII.

(Nous devons à l'obligeance de M. le docteur A. Gombault, médecin de l'hospice des Incurables, et de M. le Dr Pilliet, d'avoir pu pratiquer l'examen histologique du cœur. La note qui le précède nous a été confiée par M. Bernardbeig, alors externe du service[1].)

Note clinique. — La nommée *M.*, âgée de 89 *ans*, entre à l'Infirmerie, salle Hillairet, présentant de l'agitation, du délire et offrant à la base droite un

---

1. Cette note, par suite d'un malentendu, n'a pu paraître dans les bulletins de la Société anatomique à laquelle les pièces avaient été présentées.

foyer de râles sous-crépitants. Le lendemain de son arrivée, elle meurt subitement.

Autopsie. — Le *sac péricardique* est distendu par une grande quantité de caillots rouge groseille. La *face antérieure du cœur* est recouverte par une série de petits caillots rouges, lamellaires, disséminés, légèrement adhérents.

Tout près de la cloison interventriculaire et au niveau du ventricule gauche, existe une large *surface ecchymotique*, molle sous le doigt, qui s'arrête à **2** centimètres au-dessus de la pointe du cœur.

On observe au niveau de cette ecchymose des *fissures en zigzag* qui paraissent être l'origine de l'épanchement. En sectionnant la paroi antérieure, on la trouve amincie dans la portion correspondant à la plaque ecchymotique. Le *tissu musculaire* est en ce point tellement friable qu'il s'écrase sous le doigt. Un gros caillot blanc, fibrineux, adhère fortement à la paroi et paraît obturer la fissure. Au-dessus du caillot, la paroi ventriculaire est épaissie et recouverte par une abondante couche de graisse.

Le *sinus aortique* est très dilaté et les *valvules sigmoïdes* extrêmement athéromateuses.

Les poumons sont congestionnés.

Le CERVEAU contient des infarctus anciens et un

foyer de ramollissement cortical siégeant sur le lobe occipital gauche.

Les REINS présentent de nombreux infarctus de date ancienne.

Le FOIE et la RATE n'ont rien de particulier.

Voici maintenant ce que nous avons noté au point de vue *macroscopique* et *microscopique* sur le cœur qui nous a été remis :

L'organe est hypertrophié et dilaté, mais modérément. La surcharge graisseuse y est très marquée principalement au niveau du *ventricule droit*. Quelques plaques laiteuses notamment sur l'*oreillette droite*. A la pointe, près de la cloison, *bosse sanguine saillante* offrant à gauche et en haut une érosion du volume d'une pièce de un franc. C'est sur cette érosion que siègent les fissures décrites plus haut.

Le *ventricule gauche* ouvert montre au niveau du point correspondant à l'ecchymose de la face externe un caillot de faible volume qui, enlevé, laisse voir un trajet sinueux siégeant dans une paroi cardiaque très mince, *quoique non anévrismatique*, et aboutissant à la partie inférieure de l'érosion externe.

Rien de spécial pour la *mitrale* et pour les *cavités droites*. Athérome des *sigmoïdes aortiques* mais *sans insuffisance*.

10

Mensurations :

Épaisseur du ventricule gauche à sa partie moyenne : 1 centimètre.

Épaisseur du ventricule gauche au niveau de la rupture : 2 centimètres à peine.

Épaisseur du ventricule droit à la partie moyenne : 7 millimètres (dont 4 de tissu adipeux).

Les artères coronaires ont leurs orifices normaux. Le rameau descendant de la coronaire antérieure est oblitéré par un caillot qui commence à peu de distance du sillon auriculo-ventriculaire et qui s'étend jusqu'à la pointe en suivant les branches de division du vaisseau.

La *coronaire droite* montre aussi une coagulation sanguine qui, née près de son origine, s'étend jusqu'au voisinage du sillon interventriculaire postérieur où elle cesse. Elle se continue seulement avec l'artère du bord droit. Cependant près de la pointe, les artérioles terminales de la branche du sillon postérieur sont thrombosées.

Examen histologique. — Il a porté sur la moitié inférieure des ventricules et du septum interventriculaire.

1° *Moitié inférieure du ventricule gauche.* — Nous étudierons sa partie antérieure, puis son bord gauche, enfin sa face postérieure.

a) *Partie antérieure.* — Nous décrirons suc-
cessivement : une coupe horizontale passant exac-

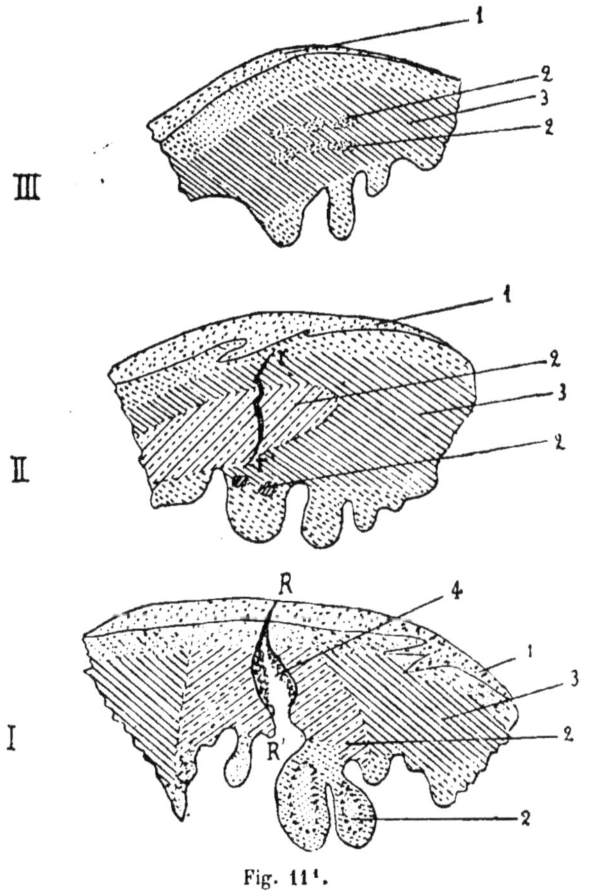

Fig. 11¹.

tement au niveau de la rupture, — deux autres
sections horizontales pratiquées immédiatement à

1. — 1. Épicarde. — 2. Myocarde nécrosé. — 3. Myocarde
sain. — 4. Caillots. — RR′ Rupture. — FF′ Fissure.

droite et à gauche de la solution de continuité, — et un certain nombre de préparations, tant horizontales que verticales, de plus en plus rapprochées de la pointe.

1re COUPE. — Les deux lèvres de la *rupture* sont formées par des blocs du tissu myocardique nécrosé entremêlés d'hématies et de fibrine. Un caillot les réunit dans une partie de leur étendue. L'épicarde et l'endocarde n'ayant pas cédé au même niveau, la solution de continuité affecte une certaine obliquité en même temps qu'elle se montre un peu sinueuse.

Les blocs nécrosés sont infiltrés de leucocytes et présentent tous les caractères histologiques que nous leur avons déjà reconnus (Obs. II, VIII).

2e COUPE. — (A droite de la précédente.) Du côté de la solution de continuité, faisceaux musculaires mortifiés et séparés par des caillots récents. Dans le reste de la coupe, le tissu cardiaque est normal et les artères très peu malades.

3e COUPE. — (A gauche de la rupture.) Deux artères thrombosées sous l'épicarde; du côté de la solution de continuité, faisceaux mortifiés..., etc.

Dans les trois coupes que nous venons d'étudier, l'endocarde, au niveau et au voisinage de la rupture, est littéralement obscurci par une grande quantité de leucocytes et donne insertion à un coagulum cruorique continu avec celui qui tapisse les lèvres de la perte de substance myocardique.

AUTRES COUPES, PRATIQUÉES PLUS BAS. — *Tout à fait au-dessous* de la rupture, lésions nécrotiques qui disparaissent rapidement.

Plus bas, absence de toute altération du myocarde. Adipose croissant à mesure qu'on se rapproche de la pointe. Artères très peu malades.

b) *Partie moyenne*[1]. — Adipose assez marquée (superficielle et interstitielle). Plusieurs artérioles sous-épicardiques sont remplies d'hématies. Endartérite irrégulièrement distribuée, mais plus accentuée dans les reliefs musculaires.

c) *Partie postérieure*[2]. — Adipose modérée. Quelques artérioles superficielles gorgées de sang. Endartérite, surtout dans les colonnes charnues. En ces derniers points, un peu de sclérose périfasciculaire.

2° *Moitié inférieure du ventricule droit*[3]. — Adipose très accentuée (superficielle, interstitielle et sous-endocardique). Endartérite modérée.

3° *Moitié inférieure de la cloison*[4]. — En arrière, sous l'épicarde, artères gorgées d'hématies.

---

1. Quatre coupes : deux horizontales, deux verticales.
2. Quatre coupes : deux horizontales, deux verticales.
3. Huit coupes : quatre horizontales, quatre verticales.
4. Huit coupes : quatre horizontales, quatre verticales.

Adipose et endartérite peu marquées dans la partie moyenne du septum, mais croissant très rapidement vers les régions inférieures. Tout à fait en bas, foyers scléreux peu nombreux et minuscules.

Notons, dans toutes les coupes examinées, l'absence de dégénérescence graisseuse et la présence de l'atrophie pigmentaire du muscle cardiaque.

TABLE DES MATIÈRES

27247. — Imp. Lahure, 9, rue de Fleurus, à Paris.

Bulletin

DES

Annonces.

DERNIÈRES NOUVEAUTÉS
DE LA

BIBLIOTHÈQUE MÉDICALE

Fondée par J.-M. Charcot et G.-M. Debove.

Dirigée par M. G.-M. DEBOVE

MEMBRE DE L'ACADÉMIE DE MÉDECINE

PROFESSEUR A LA FACULTÉ DE MÉDECINE DE PARIS, MÉDECIN DE L'HOPITAL ANDRAL.

Volumes in-16, reliure d'amateur, peau pleine souple, tête dorée.

CHAQUE VOLUME : 3 fr. 50

Les Adénopathies tuberculeuses, par le Dr Louis Poisson, professeur suppléant à l'Ecole de médecine de Nantes, chirurgien de l'hôpital marin de Pen-Bron, membre correspondant de la Société de Chirurgie. 1 vol. reliure amateur, tête dorée. . . . . **3 fr. 50**

Les Hématozoaires de l'homme et des animaux, par les Drs Laveran, médecin principal de 1re classe, professeur à l'Ecole du Val-de-Grâce, membre de l'Académie de médecine, et R. Blanchard, professeur agrégé à la Faculté de médecine de Paris, membre de l'Académie de médecine.
1re partie. — *Protozoaires du sang*, avec 9 figures dans le texte, dont 6 en couleurs. 1 vol., reliure amateur, tête dorée. . . . . **3 fr. 50**
2e partie. — *Les vers du sang*, avec 11 figures dans le texte. 1 vol. reliure amateur, tête dorée. . . . . **3 fr. 50**

Immunité dans les maladies infectieuses, par le Dr P. Achalme, ancien interne, lauréat des hôpitaux, chef du Laboratoire de la clinique médicale de la Pitié. 1 vol., reliure amateur, tête dorée. . . . . **3 fr. 50**

Les Centres moteurs corticaux chez l'homme, par MM. J.-M. Charcot et A. Pitres, avec 57 figures intercalées dans le texte, dont 51 en couleurs. 1 vol., reliure amateur, tête dorée. . . . . **3 fr. 50**

Les Dégénérés (Etat mental et syndromes), par MM. les Drs Magnan, médecin en chef à l'asile Sainte-Anne, membre de l'Académie de médecine, et Legrain, médecin en chef de l'asile de Ville-Evrard, membre de la Société médico-psychologique. 1 vol., reliure d'amateur, tête dorée. . . . **3 fr. 50**

Hygiène alimentaire des enfants, durant la santé, les maladies et la convalescence, par le Dr E. Périer, membre de la Société de médecine pratique, de la Société médico-chirurgicale de Paris, de la Société française d'hygiène. 1 vol., reliure d'amateur, tête dorée. . . . . **3 fr. 50**

Endocardites aiguës, par le Dr A. Martha, ancien interne des hôpitaux. 1 vol., reliure d'amateur, peau pleine souple, tête dorée. . . . . . **3 fr. 50**

L'Empyème pulsatile, par le Dr Jules Comby, médecin de l'hôpital Trousseau. 1 vol., reliure d'amateur, tête dorée, peau pleine souple. . . **3 fr. 50**

Microscopie clinique, par le Dr E. Legrain, ancien préparateur à la Faculté de médecine de Nancy, préface de M. le professeur Macé. 1 vol., avec 60 figures dans le texte, reliure d'amateur, peau pleine souple, tête dorée. **3 fr. 50**

Stérilisation alimentaire, par le Dr J. Arnould, professeur à la Faculté de médecine de Lille. 1 vol. . . . . **3 fr. 50**

Traitement de la goutte, par le Dr Lecorché, médecin des hôpitaux. 1 vol. . . . . **3 fr. 50**

Rythmes des bruits du cœur (physiologie et pathologie), par le Dr H. Gillet, ancien interne des hôpitaux. 1 vol. . . . . **3 fr. 50**

Traitement du lymphatisme, par Constantin Paul et Paul Rodet. 1 vol. . . . . **3 fr. 50**

Les Aortites, par le docteur Maurice Bureau, ancien interne des hôpitaux de Paris, médecin suppléant des hôpitaux de Nantes. 1 vol. in-16, reliure d'amateur, tête dorée . . . . **3 fr. 50**

Les Ophtalmies du nouveau-né, par E. Valude, médecin de la clinique nationale ophtalmologique des Quinze-Vingts. 1 vol. peau pleine souple, reliure d'amateur, tête dorée. . . . . **3 fr. 50**

Myopie, hypéropie et astigmatisme, par le Dr Georges Martin, ancien chef de clinique du Dr de Wecker, lauréat de la Faculté de médecine de Paris, de l'Académie de médecine et de l'Académie des sciences, officier d'académie. 1 vol., reliure d'amateur, tête dorée, avec 58 figures dans le texte. **3 fr. 50**

La Sérothérapie, par le Dr P. Achalme, chef de laboratoire de la Clinique médicale de la Pitié. 1 vol. reliure amateur, tête dorée. . . . . . **3 fr. 50**

RUEFF ET CIE

106, Boulevard Saint-Germain, Paris.

NOUVEAUTÉS MÉDICALES

Anatomie des centres nerveux, par J. Déjérine, professeur agrégé à la Faculté de médecine de Paris, médecin de l'hospice de Bicêtre, vice-président de la Société de Biologie, avec la collaboration de Mme Déjérine-Klumpke, docteur en médecine, ancien interne des hôpitaux de Paris, lauréat de l'Institut et de l'Académie de médecine.

Tome Ier : *Méthode générale d'étude. Embryogénie. Histogénèse et histologie. Anatomie du cerveau*, avec 401 figures dans le texte dont 45 en couleurs. 1 vol. **32 fr.**

Chirurgie opératoire du système nerveux, par le Dr Chipault, avec une préface de M. le professeur Terrier.
Tome Ier : *Chirurgie cranio-cérébrale*, avec 430 figures dans le texte, dont 20 en couleurs. 1 vol. in-8 raisin, reliure d'amateur, tête dorée. . . . . . **22 fr.**
Tome II et dernier volume. *Chirurgie de la moelle et des nerfs.* 1 vol. in-8 raisin, avec 432 figures, dont 365 en couleurs, reliure, tête dorée. . . . . . **22 fr.**

Le Massage et la mobilisation dans les fractures, par le Dr Just Lucas-Championnière, chirurgien de l'hôpital Beaujon, membre de l'Académie de médecine. membre de la Société de Chirurgie. 1 vol in-8 de 560 pages, avec 660 gravures dans le texte, reliure d'amateur, tête dorée. . . . **18 fr.**

Le Livre des mères de famille. Petit dictionnaire d'hygiène infantile, par le Dr Jules Comby, médecin de l'hôpital Trousseau, médecin honoraire des dispensaires pour enfants de la Société philanthropique, rédacteur en chef de la *Médecine Infantile*. 1 vol. in-16, broché, avec 97 figures dans le texte, reliure amateur. . . . . **4 fr.**

Traitement chirurgical des maladies de l'estomac et du duodénum, par le Dr Doyen, de Reims, avec 185 figures dans le texte, dont 38 planches en phototypie. 1 vol. . . . . **12 fr.**

Consultations sur les maladies des enfants, par le Dr E. Périer. 1 vol., reliure d'amateur, tête dorée. . . . . **4 fr.**

Les Affections parasyphilitiques, par Alfred Fournier. professeur à la Faculté de médecine, membre de l'Académie de médecine. médecin de l'hôpital Saint-Louis. 1 vol. in-8, reliure d'amateur, peau pleine, tête dorée. **10 fr.**

Traitement de la syphilis, par le Dr Alfred Fournier, professeur à la Faculté de médecine, membre de l'Académie de médecine. médecin de l'hôpital Saint-Louis. 1 vol. in-8, reliure d'amateur, peau pleine, tête dorée . **15 fr.**

La Tuberculose et son bacille, par I. Straus, professeur de pathologie expérimentale et comparée à la Faculté de médecine, de Paris, membre de l'Académie de médecine, médecin de l'Hôtel-Dieu. 1 fort vol. de 900 pages in-8 grand jésus, avec 72 figures dans le texte, dont 62 en chromolithographie.
Prix : **36 fr.**

Diagnostic et traitement de la pelade et des teignes de l'enfant, par le Dr R. Sabouraud, chef du laboratoire de la Faculté à l'hôpital Saint-Louis. 1 vol. in-8 raisin, avec 22 figures, dont 8 en couleurs hors texte. . . . . **8 fr.**

Consultations sur les Maladies des femmes. Formulaire et traitement des Affections gynécologiques les plus fréquentes, suivi de considérations pratiques sur l'Examen gynécologique. par le Dr A. Lutaud, médecin adjoint de Saint-Lazare, membre fondateur de la Société obstétricale et gynécologique 1 vol. in-16, reliure d'amateur, tête dorée. . . . . **4 fr.**

Manuel d'Otologie clinique, par le D^r Em. Menière, médecin-adjoint des Sourds-Muets, médecin-auriste des Maisons d'éducation de la Légion d'honneur du dispensaire Furtado-Heine et des compagnies de chemins de fer P.-L.-M. et Ouest. 1 fort volume in-8 de 400 pages, avec 131 figures dans le texte, reliure d'amateur, tête dorée . . . . **12 fr.**

Revue des médicaments nouveaux et de quelques médications nouvelles, par C. Crinon, pharmacien de 1re classe. membre de la Société de pharmacie de Paris et de la Société de thérapeutique, directeur du répertoire de pharmacie. 4e *édition*, revue augmentée. 1 volume cartonné toile.
Prix : **4 fr.**

CORBEIL. — IMPRIMERIE CRÉTÉ DE L'ARBRE

BIBLIOTHÈQUE MÉDICALE CHARCOT-DEBOVE
VOLUMES PARUS DANS LA COLLECTION :

V. HANOT. La Cirrhose hypertrophique avec ictère chronique.

G.-M. DEBOVE et COURTOIS-SUFFIT. Traitement des pleurésies purulentes.

J. COMBY. Le Rachitisme.

CH. TALAMON. Appendicite et Pérityphlite.

G.-M. DEBOVE et RÉMOND (De Metz). Lavage de l estomac.

J. SEGLAS. Des troubles du langage chez les aliénés.

A. SALLARD. Les Amygdalites aiguës.

L. DREYFUS-BRISAC et I. BRUHL. Phtisie aiguë.

P. SOLLIER. Les troubles de la mémoire.

DE SINETY. De la stérilité chez la femme et de son traitement.

G.-M. DEBOVE et J. RENAULT. Ulcère de l'estomac.

G. DAREMBERG. Traitement de la phtisie pulmonaire. 2 vol.

CH. LUZET. La Chlorose.

E. MOSNY. Broncho-Pneumonie.

A. MATHIEU. Neurasthénie.

N. GAMALEIA. Les Poisons bactériens.

H. BOURGES. La Diphtérie.

PAUL BLOCQ. Les troubles de la marche dans les maladies nerveuses.

P. YVON. Notions de pharmacie nécessaires au médecin. 2 vol.

L. GALLIARD. Le Pneumothorax.

E. TROUESSART. La Thérapeutique antiseptique.

JUHEL-RÉNOY. Traitement de la fièvre typhoïde.

J. GASSER. Les causes de la fièvre typhoïde.

G. PATEIN. Les Purgatifs.

A. AUVARD et E. CAUBET. Anesthésie chirurgicale et obstétricale.

L. CATRIN. Le Paludisme chronique.

LABADIE-LAGRAVE. Pathogénie et traitement des Néphrites et du mal de Bright.

E. OZENNE. Les Hémorroïdes.

PIERRE JANET. État mental des hystériques. Les stigmates mentaux.

H. LUC. Les Névropathies laryngées.

R. DU CASTEL. Tuberculoses cutanées.

J. COMBY. Les Oreillons.

CHAMBARD. Les Morphinomanes.

J. ARNOULD. La Désinfection publique.

ACHALME. Érysipèle.

P. BOULLOCHE. Les Angines à fausses membranes.

E. LECORCHÉ. Traitement du diabète sucré

BARBIER. La Rougeole.

M. BOULAY. Pneumonie lobaire aiguë. 2 vol.

A. SALLARD. Hypertrophie des amygdales.

RICHARDIÈRE. La Coqueluche.

C. ANDRÉ. Hyperthrophie du cœur.

E. BARIÉ. Bruits de souffle et bruits de galop.

L. GALLIARD. Le Choléra.

POLIN et LABIT. Hygiène alimentaire.

BOIFFIN Tumeurs fibreuses de l'utérus.

E. RONDOT. Le Régime lacté.

MÉNARD. La Coxalgie tuberculeuse.

F. VERCHÈRE. La Blennorragie chez femme, 2 vol.

PIERRE JANET. État mental des hystériques. Accidents mentaux.

F. LEGUEU. Chirurgie du rein et de l'uretère.

P. DE MOLÈNES. Traitement des affections de la peau, 2 vol.

CH. MONOD et J. JAYLE. Cancer du sein.

P. MAUCLAIRE. Ostéomyélites de a croissance.

BLACHE. Clinique et thérapeutique infantiles, 2 vol.

A. REVERDIN (de Genève). Antisepsie et asepsie chirurgicales.

LOUIS BEURNIER. Les Varices.

G. ANDRÉ. L'insuffisance mitrale.

GUERMONPREZ (de Lille) et BÉCUE (de Cassel). Actinomycose.

P. BONNIER. Vertige.

DE GRANDMAISON. La Variole.

A. COURTADE. Anatomie, physiologie et séméiologie de l'oreille.

J DUPLAIX. Des Anévrysmes

FERRAND. Le langage, a parole et es aphasies.

PAUL RODET et C. PAUL. Traitement du lymphatisme.

H. GILLET. Rythmes des bruits du cœur (physiologie et pathologie).

LECORCHÉ. Traitement de la goutte.

J. ARNOULD. La stérilisation alimentaire

LEGRAIN. Microscopie clinique.

A. MARTHA. Des Endocardites aiguës.

E. PÉRIER. Hygiène alimentaire des enfants.

J. COMBY. Empyème pulsatile.

L. POISSON. Adénopathies tuberculeuses.

PIERRE ACHALME. Immunité dans les maladies infectieuses.

LAVERAN. Des Hématozoaires chez l'homme et les animaux.

R. BLANCHARD. Les Vers du sang.

E. VALUDE. Les Ophtalmies du nouveau-né.

MAGNAN et LEGRAIN. Les Dégénérés.

CHARCOT et PITRES. Les Centres corticaux moteurs.

M. BUREAU. Les Aortites.

G. MARTIN. Myopie, Hyperopie, Astigmatisme.

P. ACHALME. La Sérothérapie.

U CASTEL. Chancres génitaux et extra-génitaux.

MAUCLAIRE et DE BOVIS. Des Angiomes.

DESPRÉAUX. Emphysème pulmonaire.

CAHIER. Des occlusions aiguës de l'intestin.

A. ROBIN, Ruptures du cœur.

DENUCÉ. Le Mal de Pott.

MOURE. Coryzas atrophique et hypertrophique.

LEGRY. Les Cirrhoses alcooliques du foie.

H. BARBIER. Les complications de la Rougeole.

Le volume broché. . . . . **2 »**

— **Reliure d'amateur tête dorée, 3 50**

9 782329 590455